간호사
어떻게
되었을까
?

꿈을 이룬 사람들의 생생한 직업 이야기 17편

간호사 어떻게 되었을까?

1판 5쇄 펴냄 2023년 10월 25일

펴낸곳   ㈜캠퍼스멘토

책임 편집   이동준 · 북커북

진행 · 윤문   북커북

디자인   ㈜엔투디

커머스   이동준 · 신숙진 · 김지수 · 김연정 · 강덕우 · 박지원

교육운영   문태준 · 이동훈 · 박홍수 · 조용근 · 정훈모 · 송정민

콘텐츠   오승훈 · 이경태 · 이사라 · 박민아 · 국회진 · 윤혜원 · ㈜모야컴퍼니

관리   김동욱 · 지재우 · 윤영재 · 임철규 · 최영혜 · 이석기

발행인   안광배

주소   서울시 서초구 강남대로 557 (잠원동, 성한빌딩) 9층 (주)캠퍼스멘토

출판등록   제 2012-000207

구입문의   (02) 333-5966

팩스   (02) 3785-0901

홈페이지   http://www.campusmentor.org

ISBN 978-89-97826-24-7(43510)

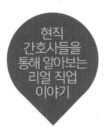

현직
간호사들을
통해 알아보는
리얼 직업
이야기

간호사
어떻게

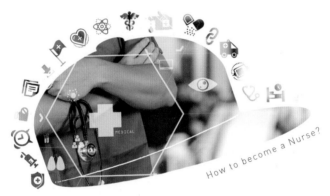

How to become a Nurse?

되었을까?

CampusMentor
캠퍼스멘토

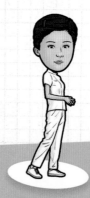
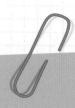

"
도움을 주신
간호사들을
소개합니다
"

가톨릭대학교 의정부성모병원
응급의료센터 간호사
손연주

- 현) 가톨릭대학교 의정부성모병원 응급의료센터 간호사,
  의정부 간호학원 강사
- 의정부성모병원 심장내과 병동 간호사
- 경복대학교 간호과 졸업
- 신한대학교 간호학과 졸업

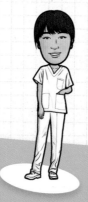
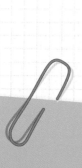
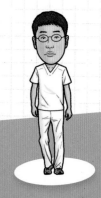
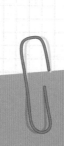

구로참튼튼병원
외래파트 수간호사
선유미

- 현) 구로참튼튼병원 외래파트 수간호사
- 청담 H내과의원 내시경실/외래부서 간호사
- 논현동 사랑의의원 검진센터 간호사
- 고대안암병원 혈액종양내과 연구간호사
- 안양샘병원 내과 병동 간호사
- 안산1대학교 간호과 졸업

건국대학교병원 수술실
책임간호사
홍원기

- 현) 건국대학교병원 수술실 내시경 수술실
  책임 간호사
- 이화여자대학교 목동병원 수술실 간호사
- 경복대학교 간호과 졸업
- 독학학위제 간호학사 졸업

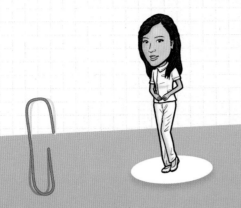

서초구보건소 방문보건실 실장
박현애

- 현) 서초구보건소 방문보건실 실장(서울특별시 공무원),
  연세대학교 보건대학원 재학 중
- 서울특별시 어린이병원(서울특별시 공무원)
- 서울성모병원 간호사
- 연세대학교 간호대학 간호학과(RN-BSN) 졸업

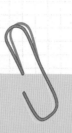
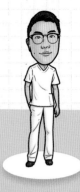

미국 전문간호사
김민재

- 현) 국제간호리더협회(KINLA) 설립자 및 이사회장,
  나는 국제 간호사다 대표, 미국 예일대학교 공중보
  건대학원 Advanced Profession MPH(Health policy
  and Administration) 과정 중
- 심장전문간호사, 노인전문 간호사
- 뉴욕대학교 병태생리학, 성인간호학 튜터
- 국군청평병원 외과간호장교
- 미국 뉴욕대학교 간호대학원
  Adult-Gerontology Program 석사 졸업
- 세명대학교 간호학과 졸업

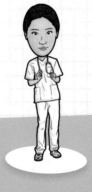

나은병원
신경과·내과 병동 간호사
김혜영

- 현) 나은병원 신경과, 내과 병동 간호사
- 청운대학교 간호학과 졸업

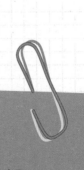
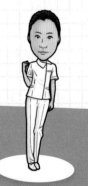

삼성서울병원
암 병동 간호사
이아름

- 현) 삼성서울병원 암병원 췌담도, 간암, 대장암,
  격리(VRE) 병동 간호사
- 세명대학교 간호학과 졸업

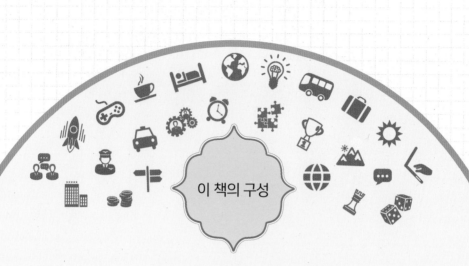

이 책의 구성

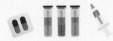

Chapter 2

간호사의 생생 경험담

Chapter 3

예비 간호사 아카데미

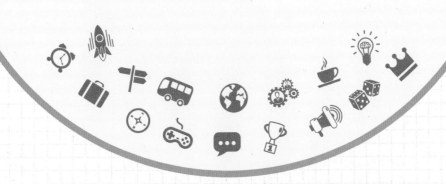

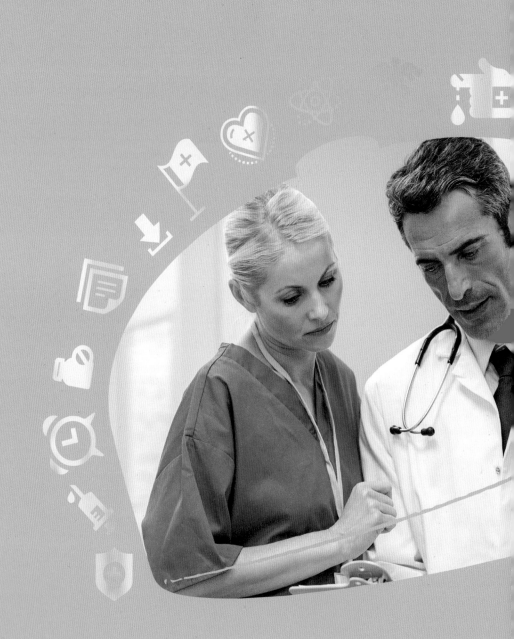

간호사,

어떻게
되었을까
?

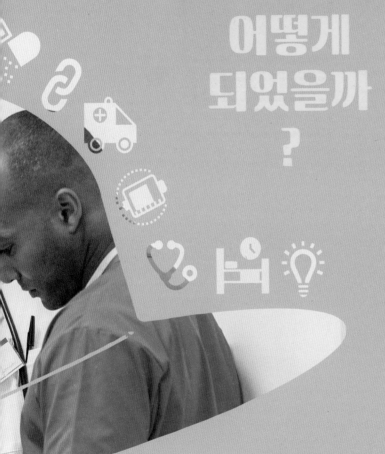

간호사란?

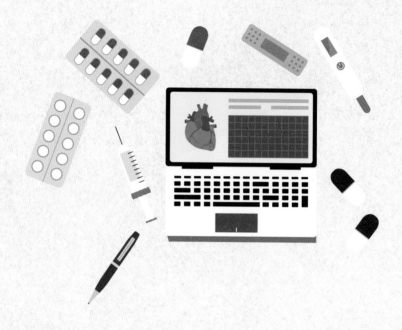

간호사 (Registered Nurse, RN)는 대학의 간호(학)과를 졸업하고 전문적 간호에 관한 지식과 간호실무 능력을 인정받아 정부로부터 면허를 취득한 자이다.

간호사는 병원에서 의사의 진료를 돕고, 24시간 환자 곁에서 의사의 처방이나 규정된 간호기술에 따라 치료를 하며, 의사 부재 시에는 비상조치를 취한다. 또 가정이나 지역사회를 대상으로 건강의 회복, 질병의 예방, 건강의 유지와 증진을 도와주는 활동을 한다.

* 출처: 대한간호협회 http://www.koreanurse.or.kr

간호사가 하는 일

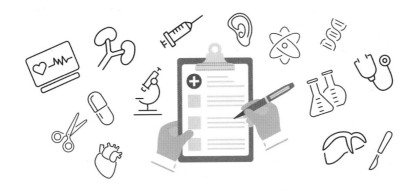

간호사는 의사의 진료를 보조하며, 검사와 수술을 위한 전, 후 간호를 수행한다. 환자에게 신체적·정서적 편안함을 제공한다. 비품, 소모품, 소독물, 약품, 의료장비 등을 관리하고, 감염과 사고를 예방하기 위해 위험요소를 확인하고 점검하는 것도 간호사의 역할이다.

- 의사의 진료를 보조한다.
- 간호대상자에 대한 신체적·정서적 편안함을 제공한다.
- 검사 준비 및 수술 시행 전·후의 간호를 수행한다.
- 간호대상자를 체계적으로 관찰하고 보고한다.
- 간호대상자를 요양하고 요양지도 및 관리를 한다.
- 대상자를 상담 및 교육하고 다른 보건의료인에게 간호업무에 대해 자문한다.
- 비품, 소모품, 소독물, 약품, 의료장비 등을 관리한다.
- 감염을 관리하고 사고 예방을 위해 위험요소를 확인, 점검, 예방한다.
- 청결 상태의 점검 등 치료적 환경을 제공한다.
- 간호일지, 투약 기록지, 일일 업무보고서 등을 작성한다.
- 이 밖에 법에 정하는 각종 보건 활동을 수행한다.

* 출처: 워크넷

간호사의 근무

간호사의 기본 근무 체계는 3교대이다.

근무 일정	근무 시간
데이(Day)	07:30~15:30
이브닝(Evening)	14:00~22:00
나이트(Night)	22:00~익일 08:00

*근무 시간은 병원·의료기관마다 상이하며, 위의 표는 일반 간호사들의 평균 업무 시간대이다.

나이트 근무를 한 간호사가 데이 근무 간호사에게 업무 인수인계를 한다. 인수인계 후 데이 간호사는 간호 회진을 하러 병실을 찾아간다. TV 드라마에서는 의사와 간호사가 함께 회진하는 장면이 많지만, 보통은 간호사끼리 회진을 한다. 해당 근무시간에 일하는 모든 간호사가 회진에 참여해 환자의 상태를 체크하고, 검사나 수술에 관해 설명한다. 회진이 끝나면 스테이션에 가서 기록할 것, 빠르게 처치할 것, 의사에게 보고할 것 등을 정리하여 우선순위대로 업무를 진행합니다.

신규 간호사와 연차가 낮은 간호사들은 정규 출근 시간보다 1~2시간 더 일찍 출근해 미리 근무 준비를 한다. 출근 후 가장 먼저 하는 일은 물품 카운트이다. 비치된 물품의 개수를 세어 확인하고, 전산 처방전이나 투약 카드를 보고 환자가 복용할 경구약을 병실 호수별로 준비한다.

모든 병원은 주5일제이다. 일반 직장인들은 주말에 쉬지만, 간호사들은 연속적인 업무 특성상 주말이나 평일 중 이틀을 쉬게 된다. 휴일은 한 달 평균 8일이며, 그 외 대체 휴무일이나 연차를 사용해 쉴 수도 있다. 입원실, 응급실, 중환자실 등 환자가 24시간이 입원해 있는 파트에서 교대 근무하는 간호사들은 명절 등 공휴일에 돌아가면서 쉰다. 예를 들어, A팀 간호사가 설에 쉬었다면 B팀 간호사는 추석에 쉰다.

간호사의 분류

간호사의 직급 분류

- 일반간호사
- 주임간호사 (*병원에 따라 '책임간호사'라고 부르기도 한다.)
- 수간호사
- 간호과장
- 간호부장 (*병원에 따라 '간호본부장'이라고 부르기도 한다.)
- 간호본부장
- 간호부원장
- 간호이사

전문 간호사(Advanced Practice Nures, APN)의 종류

전문간호사는 최근 10년 이내에 해당 분야에서 3년 이상 근무한 실무경험과 보건복지부 장관이 인정한 간호교육기관(간호대학원)에서 해당 전문간호사 과정을 이수하여, 보건복지부 장관이 인정하는 전문간호사 자격을 취득한 자이다. (의료법 제 78조)

1) 가정전문간호사

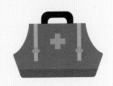

가정간호사는 1990년 의료법 시행규칙에 의해 만들어졌으며 환자가 있는 가정에 방문하여 조사 및 심사를 통해 가정간호 계획을 수립하고 간호서비스를 제공한다. 병원, 보건소, 장기요양기관, 건강보험공단 등 지역사회와 재가 서비스 분야에서 중추적인 역할을 하고 있다. 특히, 의료기관 가정간호사업은 병원 퇴원환자를 포함해 거동이 불편한 만성질환자 및 노인, 장애인의 가정을 방문하여 전문적인 의료서비스를 제공한다.

*가정 간호사회 홈페이지 (www.hcna.or.kr)

2) 감염관리전문간호사

병원 내 감염을 예방하고 관리하기 위해 감염 여부를 조사하고 예방계획을 수립·실시하며 감염관리 규정, 지침, 정책 등을 마련한다. 감염 유행 시, 직원의 감염원 노출 시, 병원 환경관리 시 역학조사를 실시한다. 감염유행의 원인을 파악하고 감염 예방조치를 시행, 관리대책, 감염관리 규정·지침·정책 등을 마련한다.

*대한감염관리간호사회 홈페이지(www.kaicn.org)

3) 노인전문간호사

노인전문병원, 의료복지기관, 요양원 등에서 노인의 건강관리와 병세호전을 위해 간호계획을 수립하고 각종 프로그램을 진행하며 노인을 간호한다. 노인의 건강관리 및 병세 호전을 위한 각종 재활치료 및 치료프로그램을 진행하거나 노인들의 유연한 진행을 돕는다. 노인의 응급처치 및 건강관리, 질병 예방 등을 담당한다.

*노인간호사회 홈페이지(www.kgna.kr)

4) 마취전문간호사

마취시행에 필요한 장비와 물품을 준비해 환자에게 마취를 시행, 비정상적인 환자의 반응에 대처하고 마취 회복 시 위험 증상을 관찰하고 예방한다. 환자의 상태를 분석하여 간호진단을 내린다. 마취 간호 진단에 근거하여 응급 상황을 고려한 마취계획을 수립하고 마취를 준비한다. 환자의 반응에 대처하며 적절한 마취 간호를 제공한다.

*마취간호사회 홈페이지(www.korea-ana.co.kr)

5) 보건전문간호사

보건전문간호사는 지역사회 주민과 기관을 대상으로 질병 예방, 보건교육, 건강증진을 위한 사업을 계획하고 시행하며 평가한다. 안전관리, 사고관리, 감염관리, 환경관리 등 보건 대상자에게 영향을 미치는 환경적 건강 문제를 확인하고 해결 방안을 모색한다. 개인, 가족, 지역사회 대상자의 질병 예방, 보건교육 사업 및 증진 사업 계획 등을 수립한다.

*보건간호사회 홈페이지(www.kphn.org)

6) 산업전문간호사

산업전문간호사는 사업장 건강관리실에서 근무하며, 근로자의 건강관리와 보건교육, 작업환경 및 위생 관리, 사업장 안전보건체계 수립 등을 담당한다. 근로자와 가장 가까운 곳에서 근로자의 건강을 돌보며 근로자 건강증진에 핵심적인 임무를 수행한다.
*한국산업간호협회 홈페이지(www.kaohn.or.kr)

7) 응급전문간호사

응급환자를 대상으로 환자의 상태에 따라 응급시술 및 처치를 시행한다.

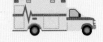

*병원응급간호사회 홈페이지(www.kena.or.kr)

8) 정신전문간호사

정신간호사는 정신보건 사회복지사, 정신보건 임상심리사와 함께 정신보건법에서 인정하고 있는 정신보건전문요원으로 활동한다. 여러 가지 방법을 활용하여 정신 간호 대상자의 스트레스를 완화하고 관리하며 약물 및 심리치료법을 이용하여 환자를 간호한다. 전문가적 간호실무 수행자, 교육자 및 상담자, 자문·협동·조정자, 연구자, 지도자, 변화촉진자, 윤리적 의사결정자 등의 역할을 한다. 중독정신간호사는 물질 및 행위중독을 포함한 중독분야에서 전문적인 간호를 제공한다.
*정신간호사회 홈페이지(www.kpmhna.or.kr)

9) 종양전문간호사

암 예방 및 관리 정책 관련 교육을 진행한다. 암 환자에게 필요한 상담과 교육을 담당하며 간호가 필요한 환자에게 간호서비스를 제공한다.
*대한종양간호학회 홈페이지(www.kons.or.kr)

10) 중환자전문간호사

종양환자를 대상으로 간호를 제공하고 신체 검진 및 진단 결과를 해석하여 적정한 간호계획을 수립하고 간호를 수행한다.
*병원중환자간호사회 홈페이지(www.kacn.or.kr)

11) 호스피스전문간호사

임종을 앞둔 말기 환자의 삶의 질을 향상하기 위해 신체적, 정서적 안정을 도모하고 통증 조절 및 증상 완화를 위한 간호를 진행한다.
*한국호스피스완화간호사회 홈페이지(www.hospicenurse.or.kr)

12) 아동전문간호사

유아, 아동, 청소년에 이르기까지 의료서비스에 대한 거부감을 없애고 최상의 진료를 받을 수 있도록 한다.

*한국아동간호학회 홈페이지(www.childnursing.or.kr)

13) 임상전문간호사

환자에게서 나타나는 신체 및 정신적인 증상과 환자가 경험하고 있는 질환에 대한 과거 및 현재 관리와 질병 과정 및 합병증과 관련된 임상 증상을 수집한다. 임상 문제와 관련하여 신체 검진을 진행하며 검사결과를 해석하고 지속해서 주시하며 임상적 문제를 판단한다. 임상 증상을 관리하고 치료에 참여하며 약물요법을 적용시킨다.

*병원간호사회 홈페이지(www.khna.or.kr)

*출처: 대한간호협회 홈페이지

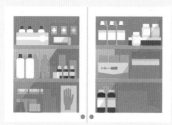
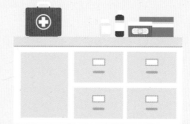

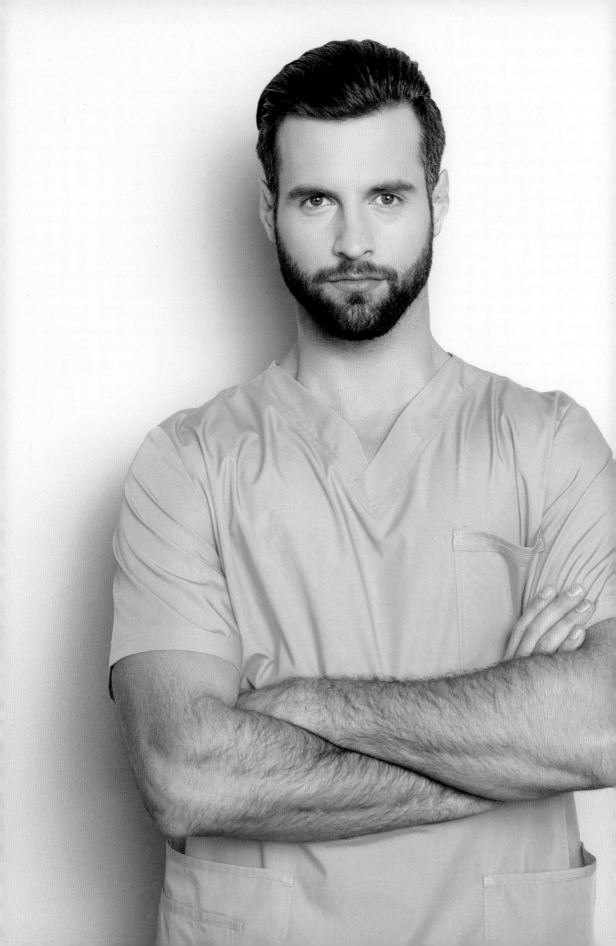

간호사의 자격 요건

어떤 특성을 가진 사람들에게 적합할까?

> 환자 치료나 사물, 도구, 기계를 명확하고 체계적으로 조작해야 하는 활동을 선호하는 현실형 흥미 유형과 다른 사람들을 보호하고 치료하는 활동을 선호하는 사회형 흥미 유형의 소유자에게 적합하다. 아울러 솔직하고 도덕적인 정직성과 고도의 스트레스 상황을 효과적으로 인내해야 한다. 타인에 대한 배려심 소유자가 이 직업에 잘 적응할 수 있다.

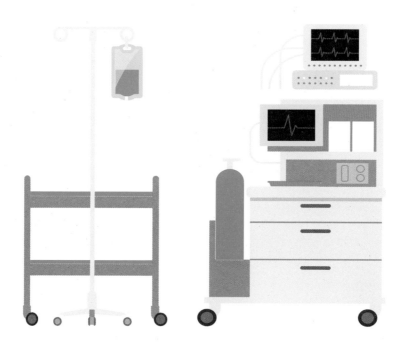

간호사와 관련된 특성

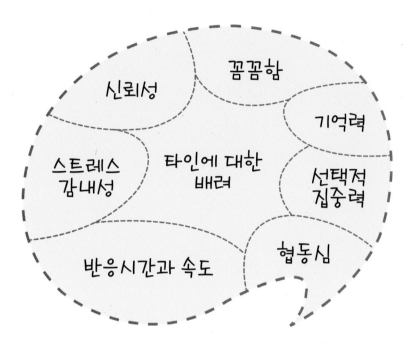

- 신뢰성
- 꼼꼼함
- 기억력
- 스트레스 감내성
- 타인에 대한 배려
- 선택적 집중력
- 반응시간과 속도
- 협동심

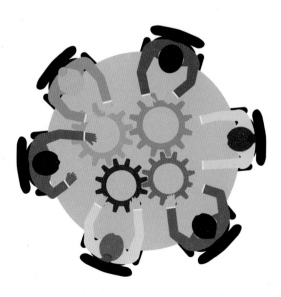

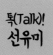

톡(Talk)! 선유미

부서를 잘 이끄는 조율자가 돼야죠

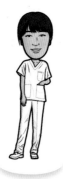

업무 지식이나 간호 스킬, 리더십은 기본입니다. 서비스 정신도 빼놓을 수 없는 자질이에요. 수간호사의 성향에 따라 부서 분위기가 달라지기 때문이죠. 병원과 팀원의 의견을 듣고, 양쪽 입장을 모두 고려해서 이견을 조율할 수 있는 능력이 필요합니다.

톡(Talk)! 손연주

자신을 돌볼 수 있어야 해요

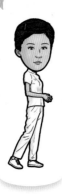

자기 자신을 잘 돌보는 게 중요해요. 응급실에서는 사망 환자도 많고 예상치 못한 일들이 많이 벌어지기도 해요. 이런 상황에서 슬픔에 계속 잠겨있다면 일을 하는 데 좋지 않은 영향을 미칠 수밖에 없어요. 본인의 정신 건강에도 마찬가지고요. 병원을 벗어나면서 자신과 일을 분리하는 방법을 알고 있어야 합니다.

수술실에서는 냉정함과 꼼꼼함이 필수예요

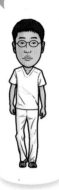

　수술실간호사는 매일 피부를 칼로 가르며 피와 내부 장기, 뼈를 봐야 하는 직업입니다. 그런 장면을 볼 때마다 의연해야 할 필요가 있죠. 수술실간호사가 기구를 준비할 때 실수가 있으면 수술이 지연되거나 수술 중 감염이 생길 수도 있어요. 부정적인 수술결과로 이어지기 때문에 매 순간 냉정하고 꼼꼼한 자세로 임해야 합니다. 수술이 길어지는 경우에는 여섯 시간, 혹은 여덟 시간 이상 서 있을 수 있는 체력도 필수이지요.

간호직 공무원이 되려면 간호사 면허가 있어야 해요

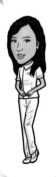

　간호직 공무원이 되려면 간호사 면허 취득이 필수입니다. 간호사 면허증이 있어야 간호직 공무원 시험에 응시할 수 있기 때문이죠. 따라서 간호대학을 졸업하고 간호가 국가고시에 합격해야 합니다. 서울특별시의 경우에는 간호직 공무원이 된 후에 3년 동안 서울시립병원에서 근무해야 하므로 임상 경력이 있다면 더욱 좋겠죠. 또, 서울특별시는 거주지 제한이 없지만, 지방직은 주민등록상으로 해당연도 1월 1일부터 거주하거나 과거 합산 3년 이상 거주한 지역에서 시험에 응시할 수 있어요. 목표하는 지역에 맞춰 구체적으로 준비해야 해요.

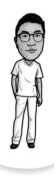

환자의 아픔에 귀 기울이는 것이 가장 중요합니다

다양한 인종, 문화, 가치관을 가진 환자들을 만날 때 가장 중요한 것은 경청하는 태도입니다. 환자의 아픔을 귀 기울여 듣고, 근거 중심의 간호 및 의료서비스를 통해 환자의 건강 상태를 회복시켜야 해요. 특히 전문간호사로서 환자를 돌볼 때 저 혼자서 할 수 있는 일은 아무것도 없다는 걸 배웠습니다. 간호조무사, 간호사, 전문간호사, 의사, 물리치료사, 약사 등 많은 의료진이 하나로 뭉쳐서 일해야 환자의 예후가 좋아져요.

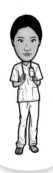

기억력이 좋아야 하고, 말을 잘하는 능력도 필요합니다

간호사가 말을 잘해야 하는 이유는 여러 가지가 있어요. 간호사는 다음 근무 간호사에게 환자 정보를 인계해 주어야 해요. 효과적으로 전달해야 업무 시간이 더 길어지지 않고, 다음 듀티 간호사는 잘 이해해서 근무하기 편할 거예요. 그리고 간호사들은 중간 입장에 설 때가 많아요. 의사와 자주 이야기하고 환자나 보호자에게 환자의 상황, 몸 상태, 검사, 수술 등을 설명해야 하죠. 진단검사실 · 영상의학과 · 원무과와도 전달 사항을 공유합니다. 그래서 말을 조리 있게 할 줄 안다면 금상첨화랍니다.

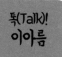

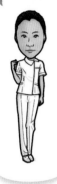

슬픔도 함께 나눌 수 있어야 합니다

바쁜 업무 때문에 타인에게 공감하기란 쉽지 않을 수 있어요. 환자, 보호자와 이야기할 시간조차 주어지지 않고, 본인의 여유도 찾기 힘드니까요. 하지만 환자의 어려움과 슬픔을 나눌 수 있는 간호사는 더 훌륭한 간호를 할 수 있다고 생각해요. 병원에서 첫 진단을 받은 환자는 질환의 경중과 상관없이 두려움, 우울, 불안을 느낍니다. 이때 저희는 환자가 치료 의지를 가질 수 있도록 도울 수 있죠. 임종을 앞둔 환자의 보호자가 아직 마음의 준비가 되지 않은 경우도 있어요. 간호사가 보호자의 마음을 위로하고 따뜻한 말을 건넬 수 있다면 보호자에게도, 환자에게도 더 편안한 임종의 순간이 될 거예요.

내가 생각하고 있는 간호사의
자격 요건을 적어 보세요!

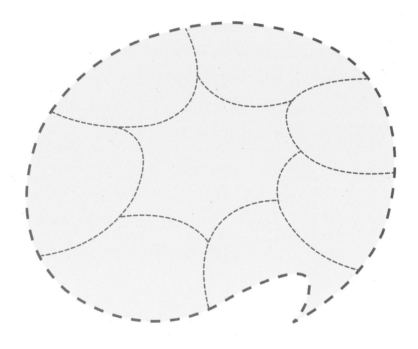

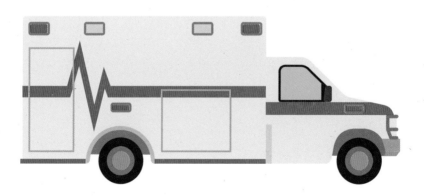

간호사가 되는 과정

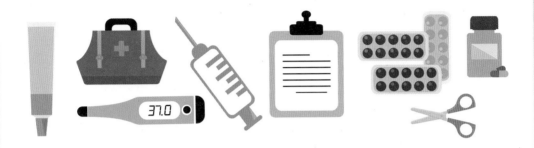

 ## 교육과정

간호사가 되려면 대학(4년제) 또는 전문대학(간호과가 설치된 85개 전문대학 중 81개 대학이 4년제로 개편)의 간호대학, 간호학부, 간호학과, 간호과를 졸업해야 한다.

*「의료법」('12.2.1 개정, '17.2.2. 시행)에 따라 평가·인증을 받지 않은 학교에 입학하는 학생은 간호사 국가시험에 응시할 수 없다.

· 커리큘럼

대학에서 기본간호학, 성인간호학, 모성간호학, 아동간호학, 정신간호학, 지역사회간호학, 간호관리학, 인체구조와기능, 보건의료관계법규, 간호 윤리, 간호학개론, 병태생리학, 약리학, 간호연구통계, 학교보건간호학, 노인간호학, 건강사정, 한방간호학 등을 공부한다. 이 외에 1,000시간의 병원 실습을 한다.

2 면허시험

한국보건의료인국가시험원에서 시행하는 간호사 국가고시에 응시하여 면허를 취득해야 한다. 2017년 간호사 국가시험에서는 20,196명의 응시자 중 19,473명이 합격하여 96.4%의 합격률을 기록했다.

· 간호사 면허시험 관련 근거

　의료법 제7조 (간호사 면허)

　의료법 제8조 (결격사유 등)

　의료법 제9조 (국가시험 등)

　의료법 제10조 (응시자격 제한 등)

· 응시 자격

(1) 평가인증기구의 인증을 받은 간호학을 전공하는 대학이나 전문대학[구제(舊制) 전문학교와 간호학교를 포함한다]을 졸업한 자

(2) 보건복지부 장관이 인정하는 외국의 제1호에 해당하는 학교를 졸업하고 외국의 간호사 면허를 받은 자

· 시험 과목

시험 과목	문제수	배점	총점	문제 형식
8	295	1점/1문제	295점	객관식 5지선다형

· 시험 시간표

구분	시험과목(문제수)	교사별 문제수	시험형식	입장시간	시험시간
1교시	1. 성인간호학 (70) 2. 모성간호학 (35)	105	객관식	~08:30	09:00~10:35 (95분)
2교시	1. 아동간호학 (35) 2. 지역사회간호학 (35) 3. 정신간호학 (35)	103	객관식	~10:55	11:05~12:40 (95분)
점심시간 12:40~13:40(60분)					
3교시	1. 간호관리학 (35) 2. 기본간호학 (30) 3. 보건의약관계법규 (20)	85	객관식	~13:40	13:50~15:10 (80분)

*보건의약관계법규 : 「보건의료기본법」, 「지역보건법」, 「국민건강증진법」, 「감염병의 예방 및 관리에 관한 법률」, 「후천성면역결
핍증 예방법」, 「검역법」, 「의료법」, 「응급의료에 관한 법률」, 「혈액관리법」, 「마약류 관리에 관한 법률」, 「국민건강보험법」과
그 시행령 및 시행규칙

· 합격 기준

(1) 합격자 결정은 전 과목 총점의 60% 이상, 매 과목 40% 이상 득점한 자를 합격자로 한다

(2) 응시자격이 없는 것으로 확인된 경우에는 합격자 발표 이후에도 합격을 취소한다.

*출처: 한국보건의료인국가시험원(https://www.kuksiwon.or.kr/)

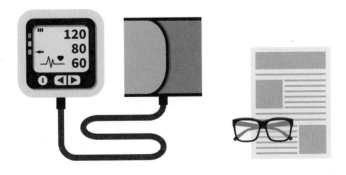

간호사의 좋은 점·힘든 점

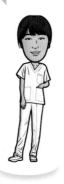

| 좋은 점 |

가족과 주변 사람들의 건강을 관리해줄 수 있어요

사람의 몸과 그에 따른 간호 방법을 안다는 것만으로 본인의 건강과 더불어 가족과 주변 사람들의 건강을 관리해 줄 수 있어요. 물론 취업이 잘되고 직업 전문성이 있다는 것도 장점 중 하나지만, 타인을 돌볼 수 있다는 점이 제일 큰 장점인 것 같아요.

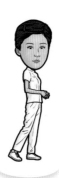

| 좋은 점 |

생명을 다루는 간호사의 사명감을 느낄 수 있어요

응급실은 119나 다른 방법으로 응급실에 오는 환자를 가장 먼저 돌보고 확인하는 곳입니다. 응급 상황에서 내 손길이 닿는 모든 순간이 환자의 생명 유지, 예후와 직결되어 있죠. 생명을 다루는 직업의 사명감과 자부심이 있습니다. 여러 질환에 대한 폭넓은 지식을 습득할 수 있죠. 응급실 간호사로 지내다 보면, 준비되지 않은 응급 상황에서도 다른 부서 간호사보다 더욱 빠르고 정확하게 처치할 수 있게 됩니다.

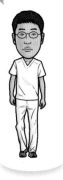

| 좋은 점 |

수술을 통해 몸을 회복한 사람들을 보며 자부심을 느껴요

수술은 아픈 사람을 가장 극적으로 치료할 방법이지요. 수술을 통해 건강을 회복시키는 봉사를 하면서, 돈도 벌 수 있다는 게 굉장한 장점입니다. 저는 스포츠 의학으로 저명한 교수님의 수술팀에 속해있는데요. 국가대표 선수, 프로 선수부터 연예인까지 저희 팀에서 수술을 많이 받아요. 제가 일하는 수술방에서 수술받은 선수들이 재활까지 잘 마치고, 그 전보다 더 좋은 성적으로 활동하는 걸 보면 굉장히 자부심을 느껴요.

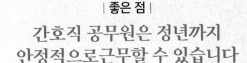

| 좋은 점 |

간호직 공무원은 정년까지 안정적으로 근무할 수 있습니다

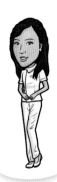

공무원은 규칙적인 생활을 할 수 있어요. 오전 9시 출근, 저녁 6시 퇴근이 정해져 있으니 기상 시간, 식사 시간, 취침 시간도 일정하죠. 간호직 공무원은 전문인력의 공직 진출 확대를 장려하고, 전문적인 의료 역량을 인정하는 예우 차원에서 선발 직후 8급으로 시작할 수 있어요. 매년 임금이 인상되는 호봉제이고, 60세까지 정년이 보장되니 매우 안정적인 근무환경이지요. 육아 휴직이 3년 보장되기 때문에 출산 후에도 충분히 쉴 수 있고요.

| 좋은 점 |

간호 전문 지식으로 다양한 분야에서 일할 수 있어요

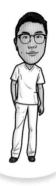

　　한국에서도 전문간호사, 행정가, 공무원, 보건교사, 교수 등 간호사로서 할 수 있는 일은 다양합니다. 간호사는 간호 및 의료뿐만 아니라 정치, 법, 경영 등 다른 분야의 전문 지식도 공부해 지역사회와 세계에서 사람들의 질병 예방과 건강 증진을 위해 다양한 일을 하고 있답니다. 간호과학자로서 질병에 대해서 연구하는 간호사들도 많으며, 전문간호사들은 실제 환자의 질병을 진단하고 처방을 하며 환자의 건강을 위해 노력하고 있죠. 미국이 한국과 약간 다른 점은 간호사들이 경영학을 공부한 후 병원 행정을 맡는 경우가 한국보다 많다는 거예요. 생각보다 많은 간호사가 병원장으로 큰 메디컬센터를 경영하고 있습니다.

| 좋은 점 |

평일에 쉴 수 있다는 장점이 있어요

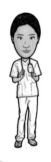

　　3교대 근무를 하면 주말보다 평일에 쉬는 경우가 많아요. 덕분에 평일 할인을 다른 직장인에 비해 더 쉽게 즐기고, 은행 업무를 편하게 볼 수 있다는 점이 좋습니다. 개인적으로는 사람 많은 곳을 싫어하는데, 평일엔 어딜 가든 한적함을 느낄 수 있어서 정말 마음에 들어요. 어쩌다 주말에 쉬게 되면 어딜 나가기가 싫어지더라고요. 퇴근 후 모든 업무가 종료된다는 점도 좋아요. 물론 가끔 환자 인계를 더 잘 파악하기 위해 확인차 전화가 오는 경우가 있긴 하지만 그 외엔 퇴근 후에는 직장에서 연락 올 일이 거의 없어요. 집까지 와서 일하는 경우가 드물죠.

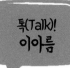

| 톡(Talk)! 이아름 |

| 좋은 점 |
특기를 살려 커리어 패스를 선택할 수 있어요

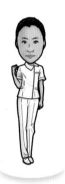

간호사의 가장 큰 장점은 다양성이에요. 간호사 면허로 할 수 있는 일은 무궁무진합니다. 군인, 공무원, 일반 기업, 항공사, 학교 등 본인의 능력과 특기를 살려 직장을 선택할 수 있죠. 그리고 평일에 여유로운 삶을 만끽할 수 있어요. 오전에 영화나 연극을 보고, 전시회도 다닐 수 있죠. 북적거리지 않고 조용한 삶을 즐길 수 있습니다. 비수기에도 휴가를 갈 수 있어서 여행하기도 좋죠.

| 톡(Talk)! 선유미 |

| 힘든 점 |
오랫동안 보아온 환자의 상태가 좋지 않을 때 회의감이 들기도 해요

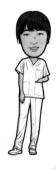

사람의 생명을 다루는 일에 항상 좋은 일만 있을 순 없죠. 일이 힘들 땐 동료 간호사들과 스트레스를 풀면서 버틸 수 있지만, 오랫동안 봐온 환자의 상태가 갑자기 안 좋아져서 중환자실에 가게 되거나 사망할 때는 회의감이 크게 듭니다. 그만큼 체력뿐만 아니라 정신적으로도 지키고 힘든 부분이 많다는 게 제일 큰 단점인 것 같아요. 타인을 간호하는 만큼 본인의 건강 상태도 잘 관리해야 해요.

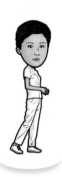

| 힘든 점 |

응급실에서는 사망 환자를 많이 보게 돼요.

응급실 특성상 외상 및 비외상성 사망 환자를 많이 보게 돼요. 우울감에 빠질 수 있죠. 술에 취한 사람을 상대하는 경우도 다른 부서보다 많아요. 자연스럽게 스트레스를 많이 받을 수 있습니다. 또한 응급실에 내원하는 환자 중에는 아직 진단받지 않은 급성 전염성 질환을 가지고 있는 환자가 많아서 응급실 간호사는 이로 인한 호흡기질환 및 혈액전파성 질환 등에 노출될 가능성이 높습니다.

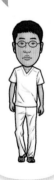

톡(Talk)!
홍원기

| 힘든 점 |

수술마다 부담이 큽니다.

대학병원의 경우 병동간호사는 인턴이나 레지던트 의사와 일하는 경우가 많은데, 수술실간호사는 교수님과 일하는 시간이 많습니다. 수술실에서 매 순간 교수님과 기구를 주고받는 만큼 부담감이 큽니다. 수술 과정에 참여하려면 집도의 못지않게 해부학과 수술 과정에 대해 잘 이해하고 있어야 하고요. 또 다른 단점으로는, 수술실 경력만 쌓을 경우에 병동, 중환자실, 응급실 등 타 부서와 업무 면에서 점점 동떨어지게 된다는 문제가 있어요.

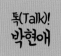

| 힘든 점 |
공무원이 되기까지의 과정이 어려워요

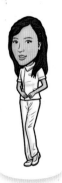

공무원에 임용되기까지의 과정이 어려운 게 단점이라고 생각합니다. 1차 필기시험과 2차 면접에 합격해야 간호직 공무원이 될 수 있어요. 서울시 공무원 시험 과목은 생물, 간호관리학, 지역사회간호학 등 3과목입니다. 지방직은 시험 과목이 5과목이나 돼요. 국어, 영어, 한국사, 지역사회 간호학, 간호관리학 등입니다. 저는 학원 수업과 동영상 강의를 들으며 하루 평균 12시간 정도 공부했어요. 그렇게 6개월을 공부한 끝에 합격할 수 있었죠.

| 힘든 점 |
혼자서는 해결할 수 없는 끝없는 가난과 고통에 마음이 아프기도 해요

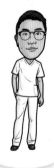

"지역사회와 세계의 고통받고 소외된 이들을 위해 간호사는 무엇을 해야 하는가?"라는 질문이 예전부터 머릿속에 맴돌아요. 질병으로 고통받는 모든 환자뿐만 아니라 전쟁과 가난, 정치적 문제로 고통받는 난민들, 소외 계층과 어린이, 노인, 길거리에 떠도는 노숙자 등 간호학을 배우기 전에는 미처 알지 못했던 이들의 아픔을 실제로 제 눈으로 보고 경험한 순간부터 그들의 아픔은 제 아픔이 되었어요. 다른 무엇보다 사람의 마음을 깊이 헤아릴 수 있는 따뜻한 간호사가 되고 싶어요.

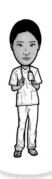

| 힘든 점 |
감염 위험에 노출되는 직업이에요.

인플루엔자 바이러스 때문에 시끄러웠을 때였어요. 환자가 진단받기 전에 마스크를 착용하지 않고 돌아다니다가, 진단을 받아보니 인플루엔자 양성반응이 나올 때가 있습니다. 환자는 이미 진단받기 전, 마스크 없이 간호사와 이야기했겠죠. 그런 경우엔 쉽게 감염될 수 있어요. 그 밖에 공기를 통해 결핵이 전염되는 경우도 있습니다. 제 후배도 환자를 통해 결핵 감염이 돼서, 3개월 동안 결핵약을 복용하기도 했어요.

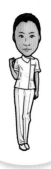

| 힘든 점 |
수면 패턴이 일정하지 않아요.

3교대 근무 패턴이 일정하지 않아 수면 패턴도 일정하지 않습니다. 야간 근무의 경우는 수면 시간이 따로 없기 때문에 근무 자체만으로도 힘들어하는 간호사가 많아요. 이렇게 매일 달라지는 근무 패턴 때문에 잠을 하나도 못 자고 출근하는 횟수가 점차 늘어나고, 체력도 많이 소진되는 것 같아요. 수면 보조제나 수면제를 먹는 간호사도 종종 있답니다.

간호사 종사 현황

성별

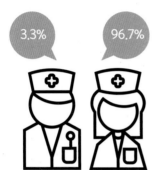

3.3%   96.7%

연령별

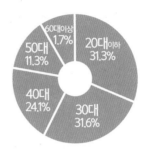

60대이상 1.7%
20대이하 31.3%
50대 11.3%
40대 24.1%
30대 31.6%

학력별

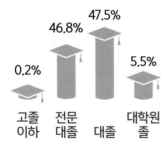

0.2% 고졸 이하
46.8% 전문 대졸
47.5% 대졸
5.5% 대학원 졸

임금 수준

(만원)

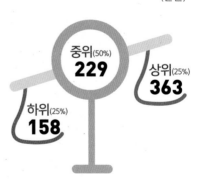

중위(50%) 229
상위(25%) 363
하위(25%) 158

*출처 : 워크넷

간호사의
생생
경험담

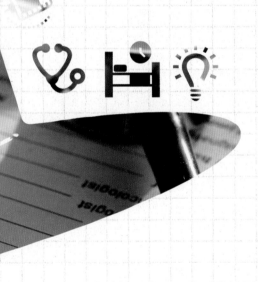

미리 보는 간호사들의 커리어패스

 선유미   안산1대학교 간호과 졸업 〉 안양샘병원 내과 병동 간호사 〉 고대안암병원 혈액종양내과 연구간호사

 손연주   신한대학교 간호학과 졸업 〉 경복대학교 간호과 졸업

 홍원기   독학학위제 간호학사 졸업 〉 경복대학교 간호과 졸업

 박현애   연세대학교 간호대학 간호학과 (RN-BSN) 졸업 〉 서울성모병원 간호사

 김민재   세명대학교 간호학과 졸업 〉 미국 뉴욕대학교 간호대학원 Adult-Gerontology Program 석사 졸업 〉 국군청평병원 외과간호장교

 김혜영   청운대학교 간호학과 졸업

 이아름   세명대학교 간호학과 졸업

> 사랑의의원 검진센터 간호사 > 청담 H내과의원 내시경실/외래부서 간호사 > 현) 구로참튼튼병원 외래파트 수간호사

> 의정부성모병원 심장내과 병동 간호사 > 현) 가톨릭대학교 의정부성모병원 응급 의료센터 간호사, 의정부 간호학원 강사

> 이화여자대학교 목동병원 수술실 간호사 > 현) 건국대학교병원 수술실 내시경 수술실 책임 간호사

> 서울특별시 어린이병원 (서울특별시 공무원) > 현) 서초구보건소 방문보건실 실장 (서울특별시 공무원), 연세대학교 보건대학원 재학 중

> 뉴욕대학교 병태생리학, 성인간호학 튜터 > 심장전문간호사, 노인전문 간호사 현) 국제간호리더협회(KINLA) 설립자 및 이사회장, 미국 예일대학교 공중보건대 학원 Advanced Profession MPH(Health policy and Administration) 과정 중

 현) 나은병원 신경과, 내과 병동 간호사

> 현) 삼성서울병원 암병원 췌담도, 간암, 대장암, 격리(VRE) 병동 간호사

대입 수시 전형으로 영문학과에 합격했다. 가정 형편이 어려워져 취업에 유리한 전공을 찾아보게 된 것이 '간호사'의 시작이 됐다. 시험을 보러 갔다가 만난 간호장교 선생님들의 멋진 모습에 반했다. 뒤늦은 꿈은 더 치열하게 공부하도록 이끌어주었다. 대학생 때 노인정이나 보건소에서 봉사활동과 아르바이트를 하며 지역사회 내에 도움이 필요한 사람들이 많다는 걸 알게 됐다. 배울 것도 많고 선배에게 혼나기도 하며 정신없이 뛰어다닌 새내기 간호사 시절을 지나, 어느덧 수간호사가 되어 간호를 천직으로 여기고 있다. 환자가 병원에 올 때 가장 먼저 만나는 외래 파트를 담당한다. 먼저 이름을 불러드릴 때 고맙다고 손을 꼭 잡아주시는 환자들은 큰 보람이다. 환자에게 친절하고 편안한 첫인상을 전하도록 더욱 따뜻하고 인간적인 간호사가 되고 싶다.

외래파트 수간호사
선유미

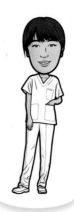

● 현) 구로참튼튼병원 외래파트 수간호사

청담 H내과의원 내시경실 / 외래파트 간호사
논현동 사랑의의원 검진센터 간호사
고대안암병원 혈액종양내과 연구간호사
안양샘병원 내과 병동 간호사
안산1대학 간호과 졸업

간호사의 스케줄

선유미
간호사의
하루

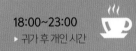

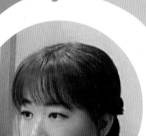

18:00~23:00
▶ 귀가 후 개인 시간

08:30~09:00
▶ 출근 및 업무 준비
09:00~12:30
▶ 오전 진료 및 환자 응대,
  수술·시술 환자 상담

13:30~18:00
▶ 오후 진료 및 환자 응대,
  수술·시술 환자 상담

12:30~13:30
▶ 점심 식사

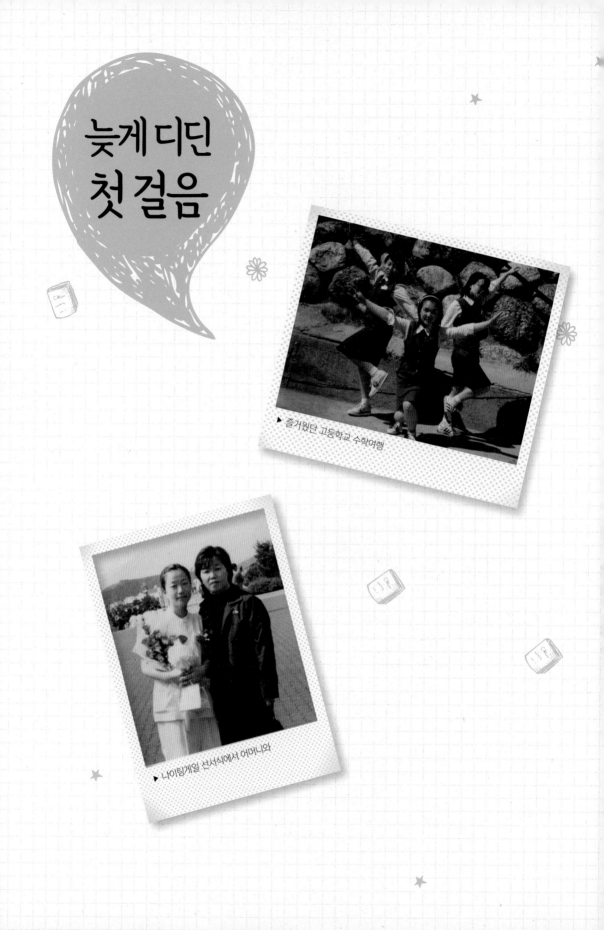

늦게 디딘
첫 걸음

▶ 즐거웠던 고등학교 수학여행

▶ 나이팅게일 선서식에서 어머니와

Question ## 학창 시절에 어떤 학생이었나요?

아주 평범한 학창시절을 보냈어요. 성적도 중간이었고 교우 관계도 원만해 큰 문제를 일으킨 적도 없고요. 흥이 많아서 늘 오락부장을 맡았습니다. 평소에는 낯도 많이 가리고 조용한데, 분위기를 띄워야 할 때면 주저하지 않고 나가서 춤을 췄어요. 나름 즐겁게 학창시절을 보냈습니다. 제가 중고등학교에 다닐 때는 동아리나 CA 활동이 활발하진 않아서 특별한 경험이 많진 않지만, 고등학교 2학년 때 오락실 동호회를 만든 추억이 있네요. 난이도가 다른 음악에 맞춰 스텝을 밟는 '펌프'라는 오락실 게임이 큰 인기였거든요. 친한 친구들과 과감하게 오락실 동아리를 만들었는데 다행히 선생님께 승인을 받아서 무척이나 활발하게 활동했지요.

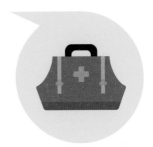

Question ## 좋아했던 분야와 과목은 무엇이었나요?

어렸을 때부터 피아노를 배웠어요. 음악을 전공하려 했지만 갑자기 집안 사정이 안 좋아지는 바람에 결국 꿈을 포기해야 했습니다. 교내외에서 반주도 많이 했는데, 바이올린을 매우 잘 켜던 친구의 반주를 맡아 하곤 했어요. 큰 대회를 앞두고 그 친구와 함께 연습한 게 아직도 기억나요. 대회에서 좋은 결과를 얻진 못했지만, 훗날 명문 예술고등학교에 수석 입학하고 외국 명문 예술대학교에 진학한 훌륭한 친구와 함께 연주했다는 것만으로도 뿌듯해요. 학교에서 배우는 과목으로는 수학과 과학은 싫어했지만 생리학 과목은 좋아했어요. 인체의 신비나 의학에 관심이 많았습니다. 역사를 좋아해서 역사와 관련한 일을 하고 싶었죠.

Question 간호사를 꿈꾸기 시작한 시기는 언제인가요?.

학창시절엔 제가 지금처럼 간호사를 하게 될 줄은 생각도 못 했죠. 의료진이라는 직업은 생각해본 적이 없습니다. 아주 어릴 때 주위 친구들 열 명 중 네다섯 명 정도는 간호사가 되고 싶다고 할 만큼 여자아이들의 로망이었죠. 저도 그중 한 명이었습니다. 하지만 자라면서 그 꿈은 잊고 피아니스트, 역사학자를 꿈꾸다 톡톡 튀는 아이디어로 광고 회사에서 일하고 싶다는 생각도 했어요. 문과였기 때문에 문과 관련한 진로만 생각했죠. 고등학교 3학년 때 수시 전형으로 영문학과에 합격했는데, 갑자기 가정 형편이 어려워지면서 졸업 후 취업에 더 유리한 전공을 찾아보게 됐어요. 마침 친척 언니가 간호학과를 추천해서 국군간호사관학교 입학시험을 보러 갔습니다. 1차 필기시험에 응시했는데 생각보다 시험도 어렵고 경쟁률도 높아서 떨어졌어요. 하지만 그때 간호장교 선생님들의 멋있는 모습에 반해 뒤늦게 간호사가 되어야겠다고 생각했습니다.

Question 대학 시절은 어떻게 보내셨나요?

대부분의 간호학과 학생들이 그렇듯 공부량이 많아 대학 생활에 여유가 없었습니다. 학기 중엔 고등학교와 다름없는 8교시 수업을 하고, 방학엔 실습과 국가고시 준비로 정신없이 지냈죠. 제가 다닌 대학은 3년제였기 때문에 특히나 일정이 빡빡했어요. 3년제, 4년제 대학교에서 이수해야 하는 학점이나 교육과정은 큰 차이가 없지만, 3년제라 실습 시간이 부족해서 방학에도 실습을 나가야 하는 경우가 많았거든요. 하지만 연애와 아르바이트도 하고, 붙어있는 시간이 많았던 동기들과 축제도 즐기고 여행도 다녔죠. 나름대로 낭만이 있는 대학 생활을 보냈어요. 졸업 후 진로를 정할 때도 학교 병원이 있는 대학일 경우 자대 병원에서 간호 학생을 데려가는 경우가 많기 때문에, 상대적으로 대학병원 취업이 쉬웠던 것 같아요.

Question 대학 생활에서 기억에 남는 에피소드가 있으신가요?

간호과에 입학 후 첫 학교 행사가 합창대회였어요. 고등학교 때도 그렇게 열심히 준비해 본 적이 없던 것 같아요. 매일 수업이 끝나고 남아서 연습하고, 같은 각도로 열여섯 박자에 맞춰 인사하는 연습까지 했죠. 선배님께 혼나기도 많이 혼났습니다. 그러면서 단합력이 생겼어요. 전통처럼 간호과가 1등을 차지했죠. 그동안의 노력이 생각나 너무 벅차서 한참을 좋아했던 게 생각납니다. 제가 선배가 되어 후배들과 준비하면서도 보람을 느꼈어요.

Question 간호학 공부를 하며 가장 좋아했던 과목과 싫어했던 과목은 무엇인가요?

가장 좋아한 과목은 성인간호였어요. 성인간호는 성인질병의 이해와 간호를 배우기 위한 과목이에요. 가장 중요한 과목이기도 했고 어렵기도 했지요. 담당 교수님이 학과장이셨고 카리스마 있는 분이어서 수업을 듣기 전엔 막연하게 두려워했습니다. 그런데 교수님께서 어쩜 그렇게 강의를 재밌고 전문가답게 해주셨는지 지금도 강의 내용이 기억이 나요. 강의할 때마다 본인의 임상경험을 실감 나게 얘기해주셨기 때문에 강의 시간 내내 빨려 들어갈 듯이 들었던 기억이 나요. 강의에 집중해서 들은 만큼 성적도 잘나왔으면 좋았을 텐데, 좋아하는 과목과 성적은 비례하지 않더라고요. 하하. 가장 싫어하는 과목은 해부학과 의학용어였어요. 단순 암기라 지루하게 느꼈죠. 하지만 임상에서 꼭 필요한 부분이라서 '그때 좀 더 공부했었으면' 하는 아쉬움이 남아요.

Question 간호와 관련한 봉사활동이나 대외활동을 하기도 하셨나요?

간호과 학생을 대상으로 학교에서 진행하는 봉사활동을 꾸준히 했습니다. 대부분 노인정 등 어르신이 많이 계신 곳이었어요. 보건소에서 방문간호 보조로 일하기도 하고요. 방문간호 보조 활동은 저소득층이나 몸이 불편하신 어르신 가정을 방문해서 건강을 관리하는 일이었어요. 도움이 필요하신 분들이 지역사회 내에 이렇게나 많다는 사실에 놀랐습니다. 동시에 지역사회 간호시스템이 개선되어야 할 부분이 많다는 생각도 들었어요. 여자 둘이서 방문하다 보니 위험하다고 느낀 적도 있었고, 충분한 인력과 서비스 부족 문제도 있었죠. 임상과는 또 다른 분야의 간호 활동이었기 때문에 느끼고 배울 점이 많은 경험이었습니다. 덕분에 지역사회간호나 정신간호학을 공부하는 데에도 크게 도움이 됐죠.

Question 병원 실습 이야기도 들려주세요.

대학 과정 중 첫 실습 땐 어리바리했고, 무엇을 할지 몰라서 당황했던 기억밖에 없어요. 하지만 학년이 올라가면서 실습 병원 선생님과 친해져 식사도 같이하고 조언도 얻을 수 있었죠. 그땐 무얼 하든 열심히 해야겠다는 생각으로 임했습니다. 보건소에서 정신간호 실습 활동을 했던 적이 있어요. 센터 회원들과 놀이동산에 간 날이 기억나요. 그 당시, 아직 학생 신분이었지만 센터 회원님들이 저를 '선생님'이라고 부르시며 제 지도에 따라주시는 모습을 보고 책임감을 느꼈어요. 병원 실습은 환자들도 저희가 학생이라는 걸 알고 무시하기도 하고, 제한적인 간호를 할 수밖에 없는 경우가 있거든요. 그 날 공공장소에서 센터 회원님들을 사고 없이 인솔하기 위해 고군분투했던 일이 생각나네요. 참 보람됐어요.

첫 실습을 나가는 학생들에게 조언을 해주신다면?

선배 간호사 선생님에게 밝은 미소로 인사하고 예의 바르게 행동하는 것이 중요합니다. 선배들은 간호 학생에게 뛰어난 스킬이나 해박한 지식을 바라지 않아요. 기본적인 태도에서 좋은 모습을 보이면 하나라도 더 알려주려고 하실 겁니다.

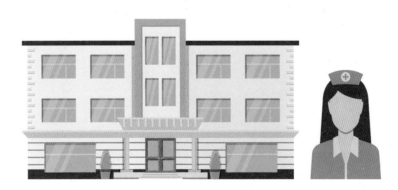

팀을 이끄는
리더,
수간호사

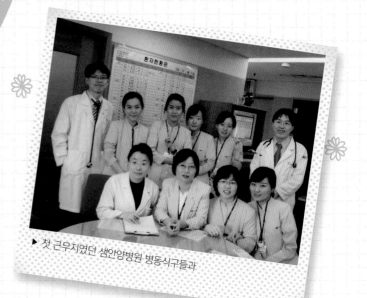

▶ 첫 근무지였던 샘안양병원 병동식구들과

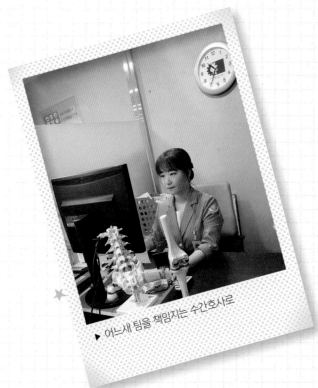

▶ 어느새 팀을 책임지는 수간호사로

Question 국가고시는 어떻게 준비하셨나요?

　기본 개념을 알아야 문제도 풀 수 있어서, 중요한 부분은 반복적으로 암기했습니다. 문제 패턴을 알기 위해서 기출 문제집도 많이 봤고요. 매일 도서관에서 동기들과 함께 공부하면서 모르는 부분을 서로 물어보고 알려주기도 하고, 흔들리지 않도록 중간중간 충전 시간을 갖기도 하며 보냈어요. 다시 대입 수능을 보는 것처럼 열심히 준비했습니다. '중고등학생 때 이렇게 공부했으면 서울대에 갈 수 있었을 텐데'라는 생각이 들 정도로요. 대학 친구들 외의 다른 친구들과는 거의 연락도 하지 못하고 공부했습니다.

Question 간호사가 된 후 어느 부서에서 일하게 됐나요?

　국가고시에 합격하고 간호사가 된 후 첫 병원은 샘안양병원이었습니다. 맨 처음에는 모든 부서에서 각각 2주 동안 근무합니다. 그런 다음 희망하는 지원 부서를 정해서 간호부에 제출하면 근무했던 부서의 실습 점수와 본인의 희망을 고려해서 부서가 결정돼요. 저는 1순위의 희망 부서가 내과 병동이었는데, 다행히 해당 부서로 바로 발령받았습니다. 내과 병동은 소화기내과와 혈액종양내과 환자가 입원하는 병동으로, 항상 바쁘고 정신없이 보냈던 것 같아요. 그곳에서 4년 동안 근무했습니다.

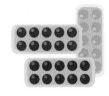

Question 간호사가 된 후 어느 부서에서 일하게 됐나요?

국가고시에 합격하고 간호사가 된 후 첫 병원은 샘안양병원이었습니다. 맨 처음에는 모든 부서에서 각각 2주 동안 근무합니다. 그런 다음 지원 부서를 정해서 간호부에 제출하면 근무했던 부서의 실습 점수와 본인의 희망을 고려해서 부서가 결정돼요. 저는 1순위 희망 부서가 내과 병동이었는데, 다행히 해당 부서로 바로 발령받았습니다. 내과 병동은 소화기내과와 혈액종양내과 환자가 입원하는 병동으로, 항상 바쁘고 정신없이 보냈던 것 같아요. 그곳에서 4년 동안 근무했습니다.

Question 신입 간호사로 일하면서 새롭게 느낀 점이 있나요?

실습할 때와는 차원이 달랐어요. 4~50명의 환자를 담당하여 간호해야 했고, 배우고 알아야 할 것도 학교에서 배운 내용보다 몇 배는 더 많았어요. 특히 저는 내과 병동이었기에 수많은 검사명, 검사 전후에 시행해야 할 간호뿐만 아니라 수많은 질환 등 외우고 숙지해야 할 것이 넘쳐났죠. 어느 신입이나 마찬가지겠지만 데이 근무를 마치고 퇴근 후 집에 가자마자 잠 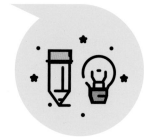 들고 다음 날 다시 출근하는 일상의 반복이었습니다. 다른 여가생활을 즐길 틈이 없었던 것 같아요. 당시 제가 근무하던 병동이 8층이었는데, 엘리베이터를 기다릴 시간도 없이 너무 바빠서 계단으로 이동하다 보니 살도 많이 빠졌죠. 모든 사회 초년생이 겪는 일이겠지만 잘 몰라서 혼날 때나 몸이 피곤하고 지칠 때 항상 포기하고 싶었던 것 같아요. 그런 날들이 지나고 나서 2~3년 차가 됐을 땐 제법 능숙하게 업무처리도 할 수 있게 됐고 시간적 여유가 생겨서 취미활동도 할 수 있었답니다. 지금은 천직이라고 생각해요.

현재 하고 계시는 업무를 소개해주세요.

저는 현재 외래 파트에서 수간호사로 근무하고 있습니다. 진료과는 신경외과, 정형외과, 신경과, 가정의학과 진료과가 있는데, 각 과 담당 간호사들을 관리합니다. 외래의 업무 전반을 조절하고, 타부서와 조율해야 하는 업무를 처리합니다. 외래 내방 환자 관리 업무 등 많은 일을 하고 있습니다. 기본 업무로는 오전과 오후에는 환자 응대와 진료를 돕고, 수술이나 시술을 하는 환자를 상담합니다. 진료보조에는 환자 소독과 주사 처치, 검사 준비 및 입원 안내 등 다양한 업무가 있답니다.

 외래 분야에서 일하며 평소 보람 있는 순간은 언제인가요?

간호사로서는 아무래도 환자의 건강이 호전되는 모습을 볼 때 자부심을 느껴요. 치료 방법이나 처방, 수술이 물론 중요하지만, 의료진과 환자가 정서 교감을 이룰 때 심리적인 부분까지 치유가 되는 경우가 있습니다. 환자이기 이전에 인간으로서 존중받는다고 느끼고 간호진과 유대감을 형성하면 호전 속도가 빨라지는 것 같아요. 때로는 기계적인 치료보다 우리가 하는 일이 얼마나 큰일인지 느껴질 때가 있습니다. 그런데 외래 파트는 환자를 만나는 시간이 짧기 때문에 의료진과 환자 사이에 라포르*를 형성할 시간이 부족해요. 병동이나 타부서보단 환자들과 유대감을 가지기 힘들죠. 그래서 환자 이름과 얼굴을 기억하는 습관이 생겼어요. 한 번이라도 다시 오신 환자분의 이름을 기억하고 응대하니, 몇몇 환자분은 '한 번밖에 안 왔는데 어떻게 내 이름을 외우냐'고 하시면서 신기해하시거나 감동하시기도 하더라고요. 어느 할머님은 성함을 말씀하시기도 전에 제가 먼저 불러드리니 손을 꼭 잡으시면서 감사하다고 얘기하신 적이 있어요. 오실 때마다 본인이 드실 간식거리를 저희에게 나눠주시고 딸처럼 대해 주시던 분이셨어요. 치료결과도 좋아 크게 호전되셨는데, 그런 분들을 보면 저도 덩달아 뿌듯해진답니다.

Question 간호사의 승진 체계는 어떻게 되나요?

병원마다 크게 차이가 나는데 보통 평간호사에서 책임간호사로 그리고 수간호사로 승진됩니다. 책임간호사는 평간호사와 일반 업무는 같아요. 여기에 더해 전반적인 업무의 흐름을 파악해 조율하고, 수간호사 부재 시 수간호사의 업무도 분담해서 합니다. 수간호사로 직급이 높아지면 평간호사 업무는 수행하지 않고 감독과 관리를 하게 됩니다.

Question 간호사들의 근무 일정을 짜는 데 고충은 없나요?

3교대 근무와 비교하면 근무표 짜는 건 덜 복잡하긴 해요. 하지만 진료방의 수보다 간호사의 수가 적기 때문에 어떤 간호사가 어떤 진료방을 담당해야 하는지 매번 바뀌고, 그걸 정해줘야 하죠. 토요일 휴무가 한 달에 한 번 있기 때문에 원하는 날짜에 쉴 수 있도록 조절해주는 일이 제일 어려워요. 특히 징검다리 휴일 같은 경우에는 모두 중간에 쉬고 싶어 하는데 그럴 수 없으니 돌아가면서 혜택을 줄 수 있도록 노력하는 편이에요.

부서마다 수간호사는 몇 명씩 배치되나요? 수간호사가 된 이후에도 진료과를 바꿀 수 있나요?

보통 부서마다 한 명씩 배치됩니다. 회사로 치면 팀장급이라고 생각하시면 될 것 같아요. 하지만 중환자실에서도 내과, 외과가 구분되어있는 등 규모가 큰 부서일 경우에는 각 파트마다 수간호사가 배치됩니다. 그리고 진료과를 바꾸는 건 얼마든지 가능합니다. 다만, 수간호사는 한 부서에서 오랜 경력이 필요하기 때문에 부서를 이동하는 경우가 흔하진 않은 것 같아요.

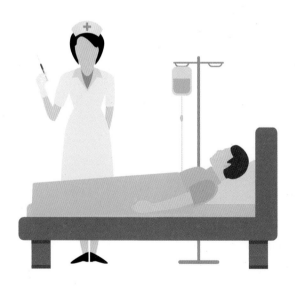

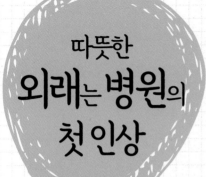

따뜻한
외래는 병원의
첫 인상

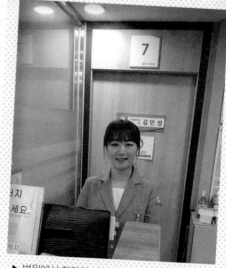

▶ 병원에서 환자가 가장 먼저 만나는 얼굴, 외래

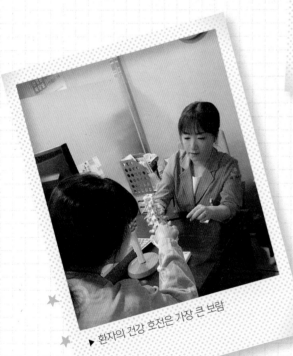

▶ 환자의 건강 호전은 가장 큰 보람

Question 간호사로 일할 때 필요한 마음가짐은 무엇인가요?

전인간호를 수행할 수 있는 기본 마음가짐이 필요해요. 기술만 뛰어난 게 아니라 신체적, 심리적, 경제적, 사회적 측면에서 환자의 모든 부분을 간호할 수 있는 마음이지요. 냉철하건 너그럽건 성격은 크게 영향을 미치진 않는 듯해요. 하지만 기본적으로 인간에 대해 존엄성을 가지고, 자애로운 마음이 있어야 합니다.

Question 공부도 계속 해야 하나요?

부서원에게 업무에 관련된 지식을 교육해야 해서 시간이 나면 틈틈이 공부를 합니다. 환자가 질환이나 상태를 쉽게 이해하도록 자세히 설명하기 위해서도 꾸준히 공부를 해야 해요. 그래서 전공 분야 외에도 보험심사나 서비스 등에 대해서도 공부하고 있습니다.

개인적으로는 전문학사기 때문에 이화여자대학교 평생교육원에서 학사편입 과정을 수강하고 있어요. 학사편입을 곧 마무리하고 대학원에도 진학하려고 합니다. 당장 필요하진 않지만 먼 미래를 위해 미국 간호사 면허시험(NCLEX-RN)도 준비할 예정입니다.

Question 육체적·정신적인 피로는 어떤 방법으로 해소하시나요?

저는 사람을 무척 좋아해요. 사람을 만나 이야기하고 술도 한잔하면서 그날의 스트레스를 풀곤 합니다. 같은 부서원과도 종종 술자리에서 업무 고충도 듣고, 직장에서 할 수 없었던 이야기도 속 편하게 하는 시간을 가져요. 그 외에도 다양한 모임을 통해서 만난 사람들과 여러 분야 이야기도 나누고 웃고 떠들다 보면 업무 스트레스가 싹 풀린답니다. 여행은 시간이 날 때마다 혼자라도 가는 편입니다. 올해는 처음으로 홀로 해외여행을 시도했는데요, 많이 외로웠지만 꼭 필요한 경험이었다고 생각해요. 그만큼 제가 사람들을 얼마나 소중하게 생각하는지 알게 되었고, 혼자서 뭔가를 해낼 수 있다는 자신감도 생겼죠.

Question 쉬는 날은 주로 무엇을 하며 시간을 보내시나요?

예전엔 집순이였어요. 퇴근하고 나면 온몸이 지쳐서 꼼짝도 하기 싫었거든요. 그럴수록 더 지치고 고립되는 것 같은 기분이 들었어요. 그러다 지인 소개로 배드민턴을 치기 시작했고, 이젠 쉬는 날이면 주기적으로 체육관을 찾아가 운동을 하곤 합니다. 배드민턴을 한 번 치기 시작하면 4시간씩 해요. 혼자 하는 운동이 아니라서 다양한 연령대의 사람들과 만나 소통하고 공감대를 형성하는 시간이 너무 즐거워 자주 참여하고 있습니다. 또 일본어에 관심이 많아서 일본어 공부를 조금씩 하고 있어요.

Question 앞으로 어떤 간호사가 되고 싶으신가요?

외래 분야는 생각보다 간호 기술이 큰 비중을 차지하진 않습니다. 기본적인 간호 업무만 숙지해도 다른 부서에 비해 쉽게 근무할 수 있어요. 하지만 환자가 병원에 와서 제일 먼저 만나는 곳이기도 한만큼, 친절하고 편안한 첫인상을 느끼도록 하고 싶어요. 더욱 따뜻하고 인간적인 간호사가 되려고 합니다.

간호사라는 직업을 추천하시나요?

대한민국에서 여성이 전문적으로 일할 수 있는 직업으로 추천해요. 일뿐만 아니라 육아에도 큰 도움이 된다고 생각합니다. 저는 아직 미혼이라 육아를 경험하진 않았지만, 아동간호나 모성간호를 배우면서 육아 과정에 꼭 필요한 것과, 잘 몰라서 지나칠 수 있었던 것도 빨리 알게 됐어요. 부인과 질환에 대해서도 문의하기 민망하거나 불편했던 질환도 전문적으로 접근할 수 있기 때문에 좋죠.

간호사를 꿈꾸는 학생들에게 한 마디 부탁드려요.

간호사는 책임과 사명을 가지고 하는 직업입니다. 아름다운 나이팅게일의 모습 뒤엔 노력과 고단함이 늘 존재해요. 하지만 그만큼 성취감과 보람이 큰 직업입니다. 타인을 간호하며 자애로운 마음을 가질 수 있고 생명을 존중할 수 있는 직업이에요.

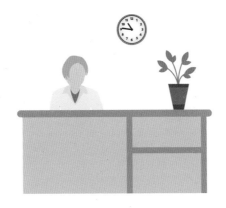

이모 병문안을 하러 갔다. 그 병원에서 동갑내기 환자가 건넨 한 마디에 눈물을 왈칵 쏟았다. 좋은 간호사가 돼서 아픈 사람들에게 희망과 도움이 되는 사람이 되고 싶었다. 그렇게 확고한 꿈이 생겼다. 실전 경험을 쌓을 수 있을 거란 기대를 안고 시작한 실습에서 학생이 할 수 있는 일은 별로 없었다. 정맥주사를 처음으로 실제 환자에게 놓던 그 날이 실습 중 가장 기억에 남는 날이 됐다. 아픈 기억 때문에 의료인을 신뢰하지 않는 지인의 이야기를 듣고 '환자의 생사가 오가는 현장에 서 있다면, 나는 멋진 응급실 간호사로 성장할 수 있을까?'라는 질문을 스스로 던졌다. 응급실 간호사의 삶을 선택하게 된 순간이었다. 지금도 순간순간 '매의 눈'으로 환자의 상태를 살피며 응급환자를 놓치지 않기 위해 노력한다. 간호사는 단순히 직업이 아니라 사명이라고 믿는다. '생명'이라는 단어 앞에 결코 빠질 수 없는 귀한 존재임을 더 많은 후배가 알기 원한다.

가톨릭대학교 의정부성모병원 응급의료센터 간호사
손연주

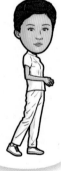

- 현) 가톨릭대학교 의정부성모병원 응급의료센터 간호사,
  의정부 간호학원 강사

의정부성모병원 심장내과 병동 간호사
경복대학교 간호과 졸업
신한대학교 간호학과 졸업

간호사의 스케줄

손연주
간호사의
하루

데이 근무 기준입니다.

15:30
▶ 퇴근 후 개인 시간

05:40~06:20
▶ 기상 및 출근준비

15:00~15:30
▶ 인수인계 및 뒷정리

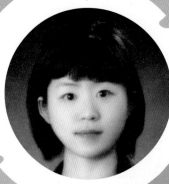

06:45~07:00
▶ 병원도착 및 인계 전
맡은 구역의 물품 및
약품 관리

10:00~11:00
▶ 정규 투약 및 BST check
13:00~15:00
▶ I/O check 및 점심약 투약

07:00~07:30
▶ 인수인계 및 담당 환자 라운딩

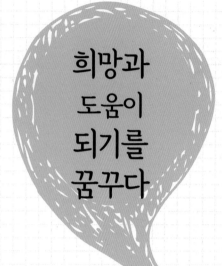

희망과
도움이
되기를
꿈꾸다

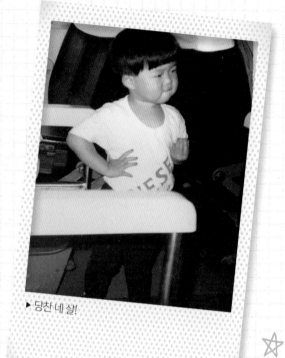

▶ 당찬 네 살!

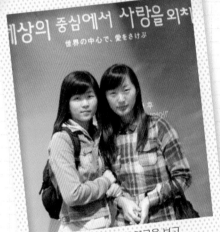

▶ 고등학교 3학년, 친구와 연극을 보고

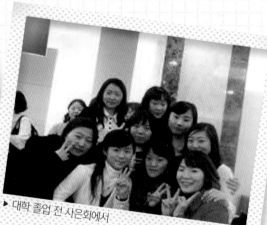

▶ 대학 졸업 전 사은회에서

Question 어릴 적부터 간호사가 꿈이었나요?

집안 어른들 말씀으로는 제가 네 살 때부터 간호사가 되겠다고 똑부러지게 말했다고 해요. 초등학교, 중학교, 고등학교 학생기록부에 모두 장래희망이 간호사라고 쓰여있는데, 그땐 막연하게 간호사라는 직업이 좋아 보였죠. 중고등학생 때 어느 날 이모가 병원에 입원하게 되셔서 병문안을 하러 간 적이 있어요. 그 병원에서 저와 동갑내기인 환자와 마주치게 됩니다. 교통사고 후유증으로 지능이 떨어지게 된 아이였는데, 그 친구가 제게 '이쁘다'라는 한 마디를 어렵게 건넸어요. 그 순간 눈물이 왈칵 쏟아졌죠. 그날 집에 돌아가는 길에, 당시 간호학과에서 공부하고 있던 언니에게 전화를 걸어 눈물을 펑펑 흘리며 "꼭 좋은 간호사가 돼서 아픈 사람들에게 희망을 주고, 도움이 되는 사람이 되고 싶어"라고 말했던 기억이 나요. 막연하게만 동경하던 간호사라는 직업이 확고한 꿈이자 미래가 된 순간이었습니다.

Question 학창 시절은 어떻게 보내셨나요?

초등학교, 중학교 시절엔 반에서 존재감이 없는 학생이었습니다. 절친한 친구들을 제외한 누가 말을 걸면 부끄럼을 많이 탔어요. 발표하는 생각만 해도 심장이 터져버릴 것 같은 느낌이 들 정도로 아주 수줍음 많고 소극적인 학생이었습니다. 이것저것 관심이 많아 특성화 고등학교에 진학해 영상제작 분야를 접하게 됐는데요. 고등학교에 가서는 소심한 성격을 고쳐보고자 용기내어 연극부 활동을 시작했어요. 사람들 앞에 서는 두려움을 없애려고 담력 훈련을 하기도 했죠. 지하철 안을 습격했던 버스킹이었는데요, 정거장에서 사람들이 승하차하는 1분이 채 안 되는 짧은 시간에 하는 거였죠. 이후 전국 고등학생 연극대회에 참가해 예술의 전당 소극장에서 공연도 해봤고, 전국 3위라는 입상 성적을 거두기도 했습니다. 그 시절은 항상 음악을 듣고 노래 부르거나 춤추기를 좋아했어요. 활동하길 좋아해서 체육부장을 맡기도 했지요. 수줍었던 어릴적 모습을 찾아볼 수 없을 정도로 활발하고, 어디를 가나 존재감이 확실한 사람으로 거듭나게 됐죠.

Question 진로 선택을 바라보는 가족이나 친구의 시선은 어땠나요?

간호학과에 진학하겠다고 처음 이야기했을 때 아버지의 반응은 생각보다 좋지 않으셨어요. 하지만 지금은 대학병원 간호사로 활동하고 있는 제 모습을 보실 때마다 뿌듯해하셔요. 좋은 일한다며 칭찬을 아끼지 않으시죠. 주변 친구들이나 후배들은 간호사라는 직업에 대해 전문직, 의료직으로 바라보며 긍정적인 반응입니다. 주변 사람들이 몸이 안 좋을 땐 항상 제게 연락을 해요. 이럴 때 어떻게 하면 되는지 묻는 말에 답을 해줄 때마다 자긍심을 느끼죠. 간호사 하길 참 잘했다는 생각이 듭니다.

Question 간호학과에 진학해서 무엇을 배웠나요?

의학용어, 간호학개론, 해부학, 병태생리학, 약리학, 기본간호학, 성인간호학, 모성간호학, 아동간호학, 정신간호학, 지역사회간호학, 보건의료 관계법규, 간호 윤리, 간호연구통계, 학교보건간호학, 노인간호학, 건강사정, 한방간호학 등을 배웠어요.

저는 성인간호학을 좋아했고, 그중에서도 특히 심장 관련 질환과 심전도에 대해 배우던 과정이 가장 재미있었습니다. 몸속 장기의 부분적 이상 소견이 전기 흐름을 통해 그림으로 표현된다는 사실이 흥미로웠어요. 심전도 모양에 따라 진단명을 내리는 학습 과정이 신기했죠. 모성간호학과 아동간호학은 별로 좋아하지 않았어요. 성인간호학이랑 비슷할 거로 생각하고 접근했는데 질병 용어도 생각보다 어려웠고, 아동 발달 과정에 따라 암기량이 너무 많아 부담됐거든요.

Question **1,000시간의 병원 실습은 어땠나요?**

1학년 과정을 마치고 2학년으로 올라가며 동시에 시작된 병원 실습은 고생의 시작이었죠. 많이 배우고 실전 경험도 쌓을 거란 기대에 부풀어 시작했지만, 학생간호사에게 주어지는 기회는 생각보다 자주 오지 않았어요. 활력 징후(V/S, Vital sign)를 측정하는 업무가 대부분이었죠. 하지만 첫 실습지였던 한양대학교 구리병원 내과 병동에서 실습 지도를 해주셨던 간호사님께서 처음으로 정맥주사(IV, Intravenous injection)를 놓아볼 기회를 주셨었어요. 기본간호학 책에서 글로 배우고 학교에서는 딱 한 번 해봤던 실기를, 실제 환자에게 적용해 볼 수 있었던 일이 실습 경험 중 가장 기억에 남는 순간이었습니다.

Question **그 외에 생각나는 대학 시절 추억이 있다면 들려주세요!**

대학 시절을 함께 했던 학생회 선후배와 추억이 많아요. 매 학기 LT(leadership trainning)마다 선후배 간 친목 도모를 했어요. 간호학과 학생들의 연간 생활 계획을 수립하고 실행하는 것도 배웠죠. 저는 총무를 맡았었는데, 덕분에 새로운 역할 경험도 할 수 있어 뜻깊었어요.

Question **학교마다 국가고시를 준비하는 과정이 조금씩 다른 것 같아요.**

　간호학과에 입학해 정해진 수업 시간 및 실습 시간을 충족한 자에게 보건복지부 장관이 인정하는 간호사 국가고시를 볼 수 있는 자격이 주어져요. 우리 학교는 국가고시를 보기 전 마지막 학년인 3학년에게(현재는 4년제로 통합되어 운영하고 있어요) 중간고사, 기말고사와 더불어 특론을 치르게 했어요. 특론은 국가고시에 해당하는 과목을 국가고시와 똑같은 방법으로 모의고사를 보는 거예요. 특론을 통과하지 못하면 F 학점을 받게 되고, 졸업 자격을 취득하지 못해 국가고시를 볼 수 없게 되는 어려움이 있죠. 우리 학교 학생들은 국가고시를 치르기 전부터 특론을 통과하기 위해 열혈분투하며 공부했어요. 그러면서 국가고시는 자연스레 준비됐습니다. 모든 학기 수업이 끝나고 국가고시까지는 약 한 달의 시간이 있는데, 저는 그때 3년 동안 학업에 시달려서 그런지 녹다운 상태였어요. 문제집을 풀고 틀린 문제를 분석하는 정도로만 국가고시를 준비했습니다.

Question **간호학과는 공부량에 대한 부담도 클 것 같아요. 간호학 공부를 시작하는 학생들에게 조언을 해주신다면요?**

　공부의 양만 생각하고 '힘들 거다, 못 하겠다'라는 생각이 든다면 시작을 안 하는 게 맞겠죠? 대신, 많이 알면 알수록 똑똑한 간호사, 환자에게 필요한 간호사가 될 수 있다고 생각하면 더 많은 공부도 충분히 해낼 수 있을 거예요. 그리고 학업이 제일 중요하지만, 수업시간엔 열심히 공부하고 여가에는 충분히 개인 시간을 즐기세요! 내가 무얼 좋아하고, 어떤 걸 할 때 스트레스가 풀리는지 미리 자신에 대해 탐색해두는 것 또한 중요합니다. 간호 업무는 상상 이상으로 스트레스가 크거든요. 내가 받는 스트레스를 어떻게 해결해야 할지 모른다면 간호사라는 꿈을 접어야 할지도 몰라요.

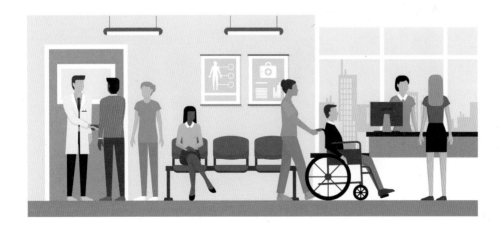

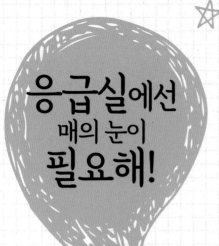

응급실에선
매의 눈이
필요해!

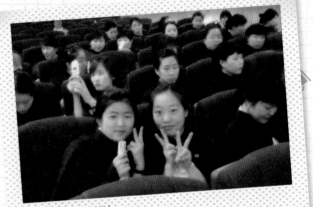

▶ 나이팅게일 선서식

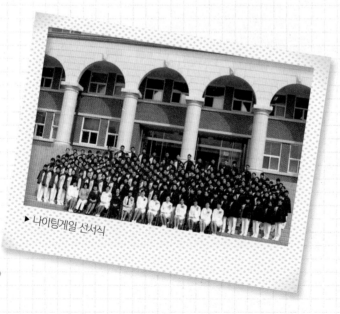

▶ 나이팅게일 선서식

Question 현재 일하고 계신 병원과 업무를
소개해주세요.

신규 간호사 첫해에 심장내과 병동에서 10개월 근무를 하다, 응급의료센터에 지원해 근무지를 이동한 경험이 있습니다. 현재는 가톨릭대학교 의정부 성모병원 경기 북부 권역응급의료센터에서 일하고 있어요. 응급질환으로 생사가 오가는 환자의 생명을 살리고, 그 환자를 보며 아픔을 느끼는 보호자의 마음을 다스리는 응급실 간호사입니다. 응급실 근무를 10여 년째 이어오고 있네요.

의정부, 양주, 전곡, 파주, 연천, 동두천 등 경기 북부는 의료취약지역이라고 할 수 있을 만큼 병원이 부족해요. 그때문에 우리 병원은 그 환자들이 밀집되는 곳으로, 내원 환자가 많기로는 전국에서 세 손가락 안에 들죠. 수시로 응급 상황이 발생합니다. 권역응급의료센터인 만큼 성인과 소아를 불문하고 질병, 외상을 아우르는 모든 응급환자 처치가 이루어집니다. 최근에는 권역외상센터를 오픈해, 경기북부 중증외상 환자들의 고통도 함께 나누고 있습니다.

Question 권역외상센터에 대해 좀 더 알고 싶어요.
권역외상센터에서 간호사의 중요한 역할은
무엇인가요?

권역외상센터는 일반 응급실에서의 처치 범위를 넘어서는 총상, 다발성 골절, 출혈환자(중증외상환자) 처치를 담당합니다. 병원 도착 즉시 응급 수술 및 치료를 할 수 있는 시설, 장비, 인력을 갖춘 외상전용 치료센터이지요. 중증외상환자의 골든아워*는 1시간인데요, 이곳에서는 '병원 도착 후 1시간 이내에 수술' 기준으로 환자를 진료하기 위해 빠르게 환자의 상

태를 파악하고 판단하는 능력이 필요합니다. 간호사는 중증외상팀과 협업해서 환자를 파악하고, 검사를 진행하며, 수술에 참여해요. 이 모든 과정에 '빨리!'는 필수랍니다.

> **잠깐! '골든아워(golden hour)'이란 무엇인가요?**
>
> 사고나 사건에서 인명을 구조하기 위한 초반 1~2시간을 이르는 말이다. '금쪽같은 시간'이라는 의미다. 응급처치법에서 심폐소생술(CPR)은 상황 발생 후 최소 5분에서 최대 10분 이내에 시행돼야 한다. 항공사의 경우 운명의 90초 룰이 있다. 비상 상황이 발생하면 90초 이내에 승객들을 기내에서 탈출시켜야 한다는 것이다.

Question 간호사로서 성장하는 과정이 궁금해요.

처음 병원에 발령을 받고 나서 ON(Orientation Nurse) 과정을 2주 거쳤습니다. 학생 간호사와 크게 다르지 않지만 실제로 간호 업무에 뛰어들기 전 마지막으로 관찰을 할 수 있는 중요한 시기이기도 해요. 이 시기를 지나 각자 원하는 부서 지원이 이루어지게 되고 적절한 때에 부서 발령이 이루어지게 됩니다.

부서발령이 이루어지면 프리셉티 기간이 기다리고 있습니다. 짧게는 4주에서 길게는 6주 정도의 훈련 기간을 거치게 돼요. 각 부서 환경을 습득하고 앞으로 해야 할 업무에 대해서 숙지하는 시간이에요. 이 기간이 끝나면 실제적인 간호 인력으로서 투입되죠.

병원 환경 및 업무 방법에 따라 다를 수 있지만 대게는 훈련 기간이 끝나고 나면 액팅 간호사(acting nurse)로서의 일을 시작합니다. 행정 업무를 제외하고 환자에 대한 행위가 이루지는 모든 간호업무를 하게 돼요. 투약, 검사 진행, 환자 교육 등이 해당하죠. 액팅 간호사로서 경력이 쌓이면 차지 간호사(charge nurse) 훈련 과정을 거칩니다. 환자에게 이루어지는 모든 간호 행위뿐만 아니라 행정업무를 도맡아 할 수 있어요. 이 모든 과정을 지나면 비로소 독자적으로 모든 업무를 할 수 있는 간호사가 된답니다.

새내기 간호사 시절, 생각나는 환자가 있나요?

병동에서 근무할 때의 일입니다. 당시에 제가 있던 심장내과 병동에 암환자가 많이 있었어요. 심장내과 병동이 암 병동보다 수가*가 낮아서였죠. 암 환자 중에는 장기 재원 환자가 많아서 제 가족보다 얼굴을 더 많이 보는 경우도 있었어요. 그중 담낭암 진단을 받고 병원에 계시던 환자 한 분이 생각납니다. 손 씨로 성이 같은 저를 '손 간호사'라고 부르시며 아껴주시던 분이었어요. 그러다 암 병동과 일반 병동 수가가 같아져서 자연스럽게 암 병동으로 병실을 옮기게 되셨어요. 매일 보며 가족같이 지내던 환자가 떠나니 아쉽기도 했습니다. 며칠 뒤 그 환자분께서 보호자가 밀어주는 휠체어에 몸을 싣고 제가 있는 병동에 방문하셨어요. "손 간호사 보고싶어서 왔어~"라고 하시면서요. 저를 기억하고 찾아주시는 게 참 감사하고 기뻤죠. 그런데, 그다음 날 보호자만 다시 제게 오셔서 환자분의 사망 소식을 알려주셨어요. 돌아가시기 전에 '보고 싶은 사람들을 다 봐서 기쁘다'고 하셨대요. 신규 간호사 때의 일이라 그런지 더욱 기억나는 분입니다.

잠깐! '수가'란 무엇인가요?

의사 등이 의료서비스를 제공하고 환자와 건강보험공단으로부터 받는 돈을 의미한다. 환자에게 제공되는 서비스 정도와 물가상승률 등을 바탕으로 매년 건강보험공단과 가입자단체, 의료계가 협상을 통해 수가 인상률을 결정한다.

병동에서 응급실로 이동하게 된 계기가 있나요?

병동 근무 시절, 의료인을 신뢰하지 않는 지인이 있었어요. 그분이 제게 동생 이야기를 들려준 적이 있어요. 동생이 갑자기 생긴 눈 충혈로 동네 병원 응급실을 찾게 됐는데, 응급실에서 환자 상태를 제대로 살피지 않고 대기실에서 기다리라는 말만 반복했다는 거예요. 동생은 의사 한번 제대로 만나지 못하고, 대기실에서 사망했다고 했습니다. 사망 후에 확인한 사안은, 단백질(알부민)이 부족하게 돼 생긴 뇌부종이었어요. 동생분은 다이어트를 심하게 했는데 그것 때문에 단백질이 부족이 발생한 거였죠. 그 후로 지인분은 의료인에 대한 불신을 가득 안고 살아오셨어요. 저와 그분은 사모임에서 서로 알게 됐는데, 처음엔 간호사인 저를 좋지 않게 보셨죠. 그러다 제가 가진 간호사 직업에 대한 자부심과 열정을 보시고는 '신뢰하고 싶다'고 말씀해 주셨어요. 그 후로 저는 곰곰이 생각했습니다. '그때 내가 응급실 간호사였다면 어떻게 대처했을까?', '순간의 선택으로 환자의 생사가 오가는 현장에 서 있다면, 나는 멋진 응급실 간호사로 성장할 수 있을까?'라는 질문을 스스로 던졌습니다. 그 질문 끝에 '해보자!'라는 결심이 들어 응급실에 지원하게 됐어요. 그걸 계기로 지금까지 응급실 간호사 인생을 살게 됐습니다. 오늘도 순간순간 '매의 눈'으로 환자의 상태를 살피며 응급환자를 놓치지 않기 위해 노력해요.

Question 신규 간호사에게 응급실은 어떤 곳이었나요?

저는 신규 간호사 때 내원하는 환자 수에 비례해 쌓여가는 일을 해치우기 급급했어요. 연차가 쌓이면서 응급환자의 상태를 파악할 수 있는 눈이 생기고, 알고 있는 의학 지식을 환자의 상태와 연계시킬 수 있게 되면서 일에 재미를 느꼈죠. 더 나아가 의사와 협업을 통해 응급환자에게 적절한 처치를 했을 때, 눈앞에서 환자의 상태가 드라마틱하게 좋아지는 모습을 보며 희열을 느끼게 됐어요.

응급실에서 10년째 근무하고 계시는데, 응급실에서는 연차에 따라 어떤 변화가 있나요?

병원마다 연차별로 업무 구분에 차이점이 있는데요, 제가 일하는 응급의료센터에서는 연차가 올라갈수록 경증환자가 아닌 중환자를 볼 수 있게 됩니다. 처음 응급실 발령 후 1년 차 때는 액팅 간호사로서 처음 내원하는 응급 환자의 혈관을 확보하고 투약을 담당했어요. 2년 차 때는 훈련을 거쳐 차지 간호사로 활동하며 경증 응급환자의 간호업무, 행정업무를 했죠. 3년 차 이후부터는 중증응급환자의 초기 처치를 담당하는 Main acting nurse로서 활약하며, 5년 차 때는 Main charge nurse 업무를 할 수 있는 훈련과정을 통해 응급실 내에 있는 모든 응급 환자들의 전반적인 상태 파악을 하게 돼요. 이때 행정 업무, 타부서와 연계 활동, 민원 해결 관련 업무 등 한 듀티(8시간의 근무 시간)동안 일어나는 모든 상황을 컨트롤 할 수 있는 컨트롤 타워로서의 역할을 하게 된답니다.

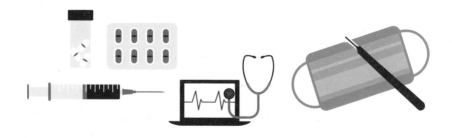

간호사는
직업이 아닌
사명

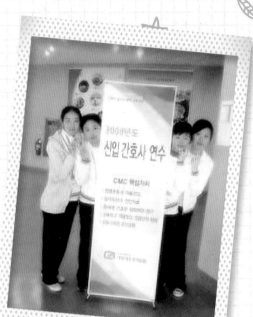
▶ 신입 간호사 연수에서 08사번 동기들과

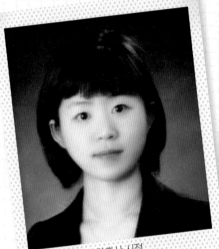
▶ 풋풋한 새내기 간호사 시절

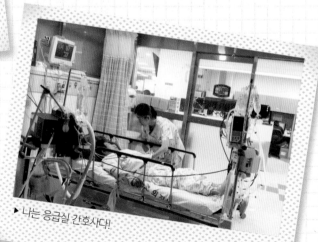
▶ 나는 응급실 간호사다!

응급실이 근무가 병동 근무와 가장 다른 점은 무엇인가요?

응급실은 병동에서처럼 환자와 유대관계를 친밀하게 형성하기가 어려워요. 사람을 보는 게 아니라 응급 상황을 맞닥뜨린 환자를 보기 때문이죠. 상황에 쫓기고 시간에 치이는 경우가 대부분입니다. 환자에 대해 알게 되더라도 짧게 짧게 들려오는 환자 개인 사정에 대한 정보가 전부이죠. 어느 날 할머니 한 분이 패혈증 증상을 호소하며 응급실에 오셨습니다. 항생제도 쓰고 승압제도 투여하는 등 환자의 상태를 호전시킬 수 있는 모든 방법을 총동원 했어요. 급박한 상황에 치료에 전념했지만, 환자의 몸은 말을 듣지 않았고 결국 사망에 이르렀습니다. 할머니께서 사망하기 전에 보호자들이 할머니를 둘러싸고 건네는 인사 소리가 제게도 들렸는데요. "엄마, 오늘 생일이잖아요. 생신 축하드려요. 오신 날 가는 것도 행운이래요"라며 우시는 보호자의 말에 저도 눈물을 왈칵 쏟은 기억이 나요.

응급실에서 일하고 싶은 학생들이 꼭 기억해야 할 것들이 있나요?

첫 번째로, 여러 가지 질환에서 발생할 수 있는 응급 상황에 대한 지식이 있어야 합니다. 의료 지식은 계속 업데이트되기 때문에 배우는 걸 멈추지 말아야 하죠. 밀려 들어오는 환자 중 어떤 사람이 응급 처치를 필요로 한지 파악할 수 있어야 해요. 여러 가지 처치를 동시 다발적으로 해야 하면, 응급한 순서대로 우선순위를 선별해 차례차례 진행할 수 있어야 합니다. 두 번째로, 평정심이 필요합니다. 응급상황이 발생했을 때 흥분하게 되면 미처 못 보고 놓치는 게 많아져요. 마지막으로, 팀워크가 필요합니다. 응급실은 혼자 일하는 곳이 아닙니다. 의사, 방사선사, 약사 그리고 간호사들 모두 같이 일하니까요. 서로 호흡이 맞아야 올바르게 앞으로 나갈 수 있죠.

Question 응급실 간호사로서 가장 보람된 순간은 언제인가요?

환자의 상태와 혈압, 맥박, 호흡, 체온 등 활력 징후(V/S, Vital sign)를 살핍니다. 환자의 상태를 직감과 빠른 판단으로 분류해요. 더 심각한 응급상황이 발생하기 전에 환자들이 처치 받고 상태가 호전되는 걸 볼 때마다 보람을 느껴요. 응급실 간호사로서 저의 역할을 다하고 있다는 자부심이 있죠.

Question 간호사로 일하면서, 간호사를 꿈꾸던 청소년 시절의 상상과는 달랐던 점도 있나요?

어린 눈에 비치던 TV 드라마 속 간호사와 실제는 달랐습니다. 학생 때 실습을 하면서 의사를 보조하는 업무만 강조되던 TV 속 이미지보다 간호사의 입지가 한 단계 더 위에 있다는 걸 알게 됐어요. 독립적인 간호 활동을 통해 환자에게 다가가는 일이 훨씬 더 많았거든요. 간호사가 되어 병원에 입사한 후, 그리고 지금까지 응급실 간호사로 일하면서 똑똑한 의사 한 명도 중요하지만, 똑똑한 간호사 한 명이 살릴 수 있는 환자는 더 많다는 걸 깨달 습니다. 내 관찰력, 내 판단력이 여러 생명을 동시에 살리는 큰 재산이라는 생각이 하루를 보람있게 만들어요. 제 간호사 인생을 빛나게 해주는 원동력이죠.

Question 육체적·정신적인 피로는 어떤 방법으로 해소하시나요?

피로를 느낄 때는 방전 상태인 경우가 대부분이라, 근무가 끝나고 나면 그 어떤 행동도 하지 않고 집에서 널브러져 있어요. 정신적으로는 다른 사람들보다 스트레스에 대한 역치가 높은 편이라, 스트레스를 느끼는 상황이 많진 않아요. 평소에는 동료를 만나 수다를 떨기도 하고, 살사댄스를 추면서 스트레스 관리를 하고 있답니다.

Question 쉬는 날에는 주로 무엇을 하며 시간을 보내나요?

오전 근무가 끝나면 두 아들을 키우는 아이 엄마의 역할로 돌아가요. 가정에서 아이들을 돌보며 하루를 마감하죠. 오후 근무가 끝나는 날은 퇴근 시간이 밤 11시를 훌쩍 넘어가는 시간이라, 근무자들과 가볍게 맥주 한잔을 하곤 해요. 근무 중 보람 있던 일과 힘들었던 일을 털어놓으며 친목 도모 시간을 가집니다. 쉬는 날에는 주로 육아를 하고, 피아노를 치며 마음을 안정시키는 활동을 해요. 병원 생활은 최대한 하지 않고 간호사의 삶에서 잠시 벗어나는 시간을 가지려고 하죠.

한 주에 한 번씩 간호학원에서 강사 활동도 하고 있어요. 간호조무사, 간호사를 꿈꾸는 학생들에게 기본 의학지식 및 간호사 업무 교육을 합니다. 강사 활동을 하며 다양한 연령대의 학생을 만나다 보면 직업 선택으로 간호학에 입문하는 사람들도 있지만, 나이를 불문하고 아프고 힘든 누군가를 돕고자 하는 선한 마음으로 간호학을 활용하는 사람들이 생각보다 많아요. 학생들에게 많이 알아야 환자들에게 좋은 간호사, 좋은 간호조무사가 될 수 있다고 늘 이야기하고 있습니다.

Question 앞으로의 목표는 무엇인가요?

평생 간호사라는 직업 외엔 생각해본 다른 활동이 없어요. 간호사는 병원에서 환자와 대면할 때가 가장 아름답다고 생각하거든요. 환자에게 더욱 더 나은 응급간호를 하기 위해 학업을 포기하지 않고 간호, 의학 지식을 쌓으려고 합니다. 대학원에 진학해서 응급전문간호사 자격과 임상전문간호사 자격을 취득하고 싶어요. 병원에서 환자 및 보호자, 근무 환경 등에서 오는 스트레스로 자존감이 많이 떨어진 후배 간호사들의 멘토가 되어 카운셀러 역할을 해보고 싶습니다. 더 나아가서는 임상에서 간호를 제공하는 실무자들을 위한 교육자로서 활동하고 싶고요.

Question 간호사를 꿈꾸는 친구들에게 한 마디 부탁드려요.

간호사는 의존적이고 나약한 존재가 아닙니다. 간호사는 병원 안에서 의사의 진료를 돕고, 24시간 환자 곁에서 환자를 살펴며 간호를 제공하는 존재예요. 더 나아가서는 지역사회에서 지역주민의 건강 증진과 유지를 위해 활동하죠. 한마디로 건강, 생명이라는 단어 앞에서 결코 빠질 수 없는 귀한 역할입니다. 사명감이 없이 '연봉이 높은 직업' 정도로만 생각하고 접근하면 힘든 일일 수 있어요. 간호사를 꿈꾸고 있다면 보세요! 들으세요! 느끼세요! 주변 사람을 관찰하는 능력, 그 사람들의 상황을 듣고 경청하는 능력, 그 마음을 느끼고 공감하는 능력을 키우셔야 해요. 간호사는 직업이 아니라 사명입니다.

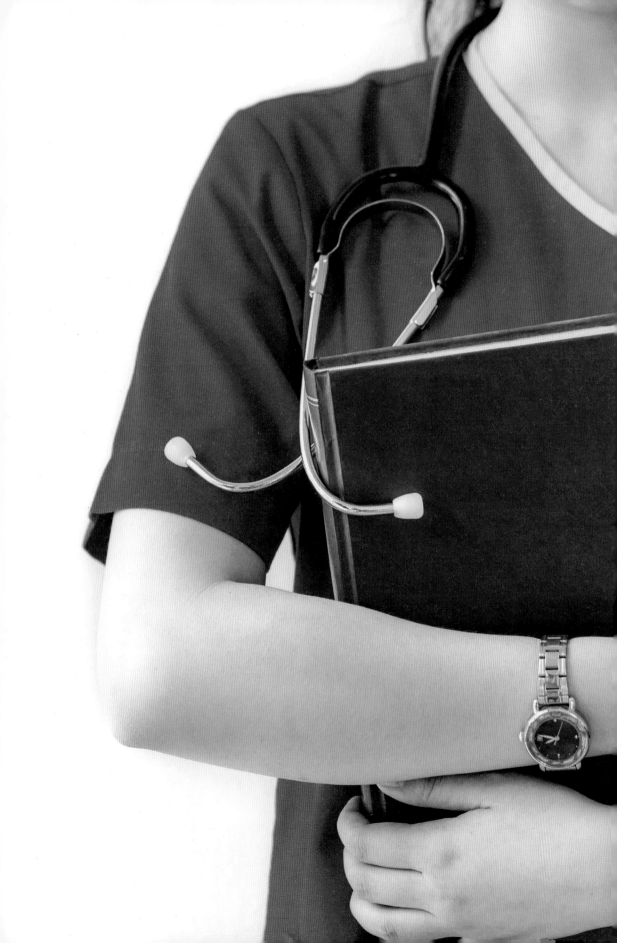

여린 마음을 가졌었다. 어려운 상황에 처한 이를 보면 내일처럼 마음이 아팠고, 친구 사이에 늘 중재자 역할을 도맡았다. 전공을 고민하던 대입 시기에 수간호사로 일하고 계시던 이모로부터 직업 이야기를 듣게 됐다. 그 이야기와 멋진 신념은 가슴 속에 남아, 간호사의 길로 이끌었다. 간호학 공부를 하며 간호사는 수동적이고 부차적인 역할에만 그칠 거란 생각이 바뀌었다. 간호사도 환자의 증상을 파악하고 진단을 내려, 환자가 호전되도록 돕는 주체였다. 환자의 호전을 가장 극적으로 기대할 수 있는 수술에 관심이 생겼다. 수술실간호사 생활은 벌써 11년 차가 되었다. 인대 재건 수술에 필요한 환자의 인대를 만들 수 있는, 국내 유일한 'graft master' 간호사. 남자 간호사를 바라보는 시선이 긍정적으로 변하고 있단 사실을 기쁘게 느끼며, 앞으로도 간호사가 의료계 발전의 주축으로 더욱 당당히 설 수 있도록 힘을 쏟고 싶다.

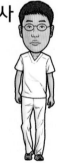

건국대학교병원 수술실 책임간호사
홍원기

● 현) 건국대학교병원 내시경 수술실 책임 간호사

이화여자대학교 목동병원 수술실 간호사
경복대학교 간호과 졸업
독학학위제 간호학사 졸업

간호사의 스케줄

홍원기
간호사의
하루

23:00~24:00
▶ 대외활동 및 취미생활
24:00
▶ 취침

06:00~06:30
▶ 기상 및 출근 준비
06:30~07:00
▶ 출근

17:00~18:00
▶ 샤워 및 퇴근
18:00~21:00
▶ 저녁 식사 및 육아
21:00~22:00
▶ 개인 운동

07:00~08:00
▶ 당일 수술 기구 및 재료 준비
08:00~12:00
▶ 오전 수술 참여

12:30~16:00
▶ 오후 수술 참여
16:00~17:00
▶ 시간외 근무

12:00~13:00
▶ 점심 식사

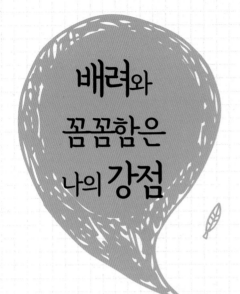

배려와
꼼꼼함은
나의 강점

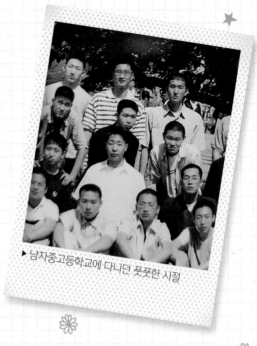

▶ 남자중고등학교에 다니던 풋풋한 시절

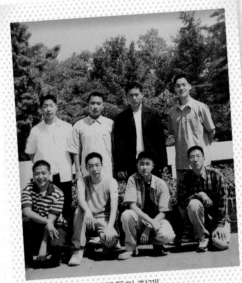

▶ 추억을 나눈 친구들과 함께

Question # 학창 시절, 어떤 학생이었나요?

어려서부터 마음이 굉장히 여렸어요. 초등학교 6학년 때 친구와 숙제를 같이 하다가 그 친구 집에 간 일이 있었어요. 친구 집은 산동네였는데 그동안 아파트에서만 살았던 저는 충격을 받았어요. 괜히 친구가 안쓰러워 보여 한동안 마주치기도 어려워했던 기억이 납니다. 시간이 좀 더 지나고 나서는 도와주려고 하곤 했어요. 그때부터 어려운 상황에 부닥친 사람을 보면 제 일처럼 마음이 아팠어요. 남학생들은 보통 여린 마음을 창피하다고 생각하는 경우가 많아서 남중, 남고 시절 생활은 잘 안 맞았죠.

친구들이 우스갯소리로 '박쥐'라고 놀리기도 했어요. 어려서부터 친구들끼리 싸우는 게 싫었습니다. 양쪽을 중재하는 역할을 맡곤 했는데, 저 덕분에 관계가 해결되고 나면 서로 싸운 일은 생각도 안 하고 오히려 저에게 이쪽저쪽 붙는다고 농담하곤 했지요. 지금도 동창들과 모이면 저랑 싸워본 적은 없다고 하는 친구들이 많답니다. 인간관계를 중요하게 생각하는 성격 덕분에 현재 일을 하면서도 중재 역할을 하는 밑거름이 됐어요.

Question # '간호사'라는 직업에 관심을 두게 된 계기가 있나요?

고등학교 시절, 공부에 뒤처지지는 않았지만 뛰어나게 잘하지도 않았습니다. 모의고사를 보면 서울 소재 대학에 턱걸이로 들어갈 정도의 성적이었어요. 전공을 고민할 때 즈음 보훈병원 수간호사로 일하고 계시던 이모가 저희 집에 식사하러 오셨어요. 대학 생활과 병원 생활 이야기도 해 주시고 아픈 사람을 돌보는 신념을 말씀하시는데, 제 가슴에 딱 박혔죠. 특히 남자 간호사는 전망이 밝을 거라고 추천해주셨고요. 그 덕분에 이미 합격했던 사회복지학과가 아닌 간호학과를 선택하게 됐습니다. 지금까지 이모께 감사하고 있어요.

간호학과에 진학하기 위해 특별히 이과 과목을 공부해야 하나요?

저는 고등학교 때 문과였어요. 수학, 과학 과목이 너무 싫었거든요. 언어 관련 과목이나 단순 암기는 적성에 잘 맞았는데 공식을 이해하는 건 어렵더라고요. 간호학과에 지원할 때는 문이과 교차지원을 해서 합격했습니다. 대학에 와서 공부해보니 수학이나 과학 과목 이해가 필수인 학업은 아니라는 생각이 들어요. 여러 간호학 이론과 용어, 증상, 치료 등을 외우는 게 더 중요하거든요. 학생 여러분도 간호사가 되고 싶다면, 이과 과목이 어렵다고 포기하지 말고 도전해보세요. 충분히 자신감을 가져도 됩니다. 암기에 소질이 있다면 학업뿐만 아니라 업무를 익히는 데도 분명히 더 유리한 부분이 있답니다. 그리고 지금은 인문학이 중요하게 여겨지는 시대를 살아가고 있잖아요!

어렸을 적 습관이나 성격이 현재 간호사 일과 연관되는 부분이 있나요?

굉장히 꼼꼼하단 이야기를 많이 들었습니다. 남들이 못하는 걸 하고 싶고, 남들이 하는 것도 더 잘하고 싶어 했어요. 중학교 때는 줄곧 서기를 맡았는데, 뭔가를 빼먹거나 덜렁대기를 싫어했죠. 각 반 서기는 학급 일지를 적고 교무실에 가서 선생님께 합격을 받아야 집에 갈 수 있었는데, 저는 늘 다른 반 서기들보다 먼저 집에 갔던 기억이 나네요. 그런 꼼꼼함이 지금 간호사 일을 하는 데 큰 도움이 되고 있어요.

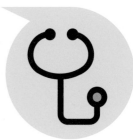

간호학을 전공하면서 무엇을 배웠나요?

돌이켜 생각해보면 어떻게 다 공부를 했나 싶을 정도로 과목이 많았습니다. 간호학개론, 병리학, 약리학, 기본간호학, 성인간호학, 모성간호학, 의료 법규, 의학용어, 아동간호학, 정신간호학, 지역사회간호학, 간호 윤리 등의 과목을 배웠어요. 그 이외에 1년 정도의 실습 일정이 있지요. 간호사 면허 취득 후에 어느 과가 중요시되는 병동, 수술실, 응급실, 중환자실 간호사가 될지 모르기에 어떤 과목도 소홀히 할 수가 없습니다. 힘들지만 모든 과목에 열정을 쏟아야 하죠. 저는 의학용어, 인체해부 과목이 가장 어려웠어요. 서로 연관이 없는 의학 용어들을 그대로 외워야 했거든요. 학점도 가장 낮았고요. 아이러니하게도 지금은 의학용어와 인체 해부를 가장 잘 알아야 하는 수술실 간호사로 일하고 있네요.

그중 새로운 깨달음을 얻은 과목이 있나요?

간호진단 과목은 '간호'에 대한 생각을 바꾸어 주었습니다. 그 전에는 간호사가 의사의 처방대로 하며 환자가 잘 회복할 수 있도록 하는 정도의 역할로만 알고 있었어요. 간호진단을 배우면서 간호사도 환자의 증상과 원인을 파악하고 진단을 내려, 환자가 호전되도록 도울 수 있다는 걸 알게 됐습니다. 예를 들어 낙상 위험이 있는 환자는 침대 안전 바를 올려주고, 밤에 미등을 켜두고, 바닥을 미끄럽지 않게 건조한 상태를 유지하는 등 환자를 실질적으로 돌볼 수 있다는 것을 배웠죠. 그건 간호사의 독자적인 판단과 역할이라는 게 참 좋았습니다.

　실습 땐 막연한 두려움이 있었습니다. '내가 과연 실제 환자에게 무엇을 해줄 수 있을까?', '실수하지 않고 잘 할 수 있을까?'라는 생각이 들었어요. 그래서 병원 환경만 보기에 바빴습니다. 언제 끝나나 하염없이 시계만 바라보며 기다리기도 했죠. 지금 돌이켜보면 참 안타까워요. 실습은 간호사로서 근무할 수 있는 모든 부서를 2주씩 돌며 진행되는데, 그 부서 간호사로 일한다는 마음가짐으로 본인에게 맞는 부서를 찾는다면 좋을 것 같아요. 물론 저는 수술실 간호사로서 200% 만족하며 일하고 있지만요. 학생 땐 그저 수술이 신기해서 의사 선생님들이 하는 일 위주로 관찰했습니다. 실제 간호사의 일에 더 초점을 맞췄다면 훨씬 도움이 됐을 텐데 말이에요. 여러분도 간호학과 학생으로 실습을 나간다면, 적극적으로 하나라도 더 해보려고 하고 간호사 선생님께도 업무와 직업 만족도 등 최대한 이것저것 많이 물어보면 좋겠어요.

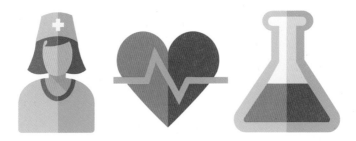

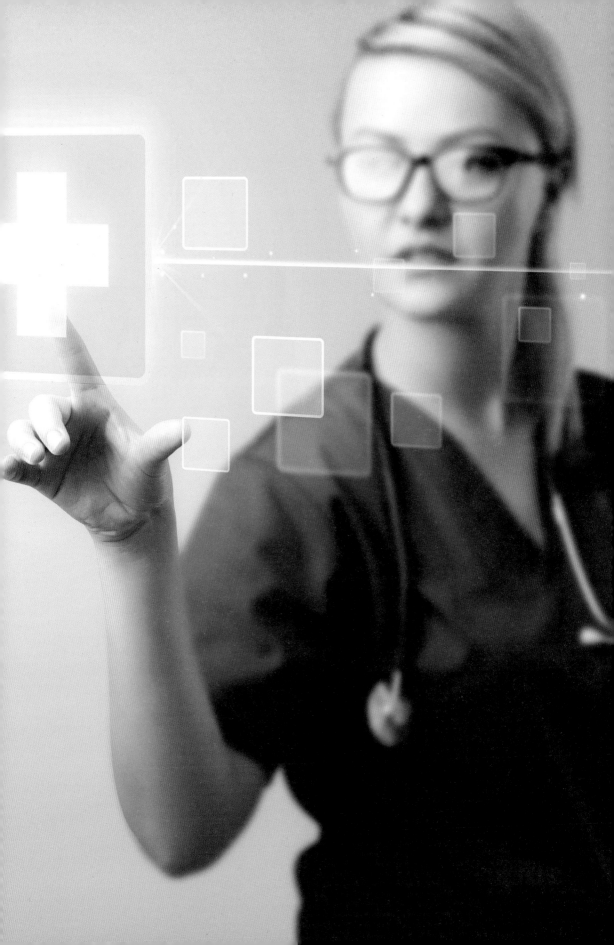

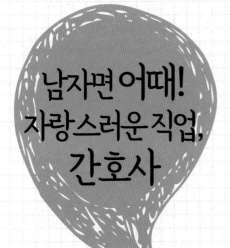

남자면 어때!
자랑스러운 직업,
간호사

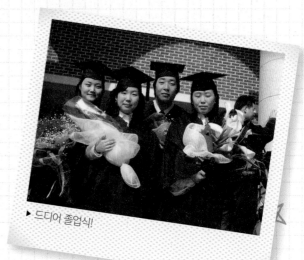

▶ 드디어 졸업식!

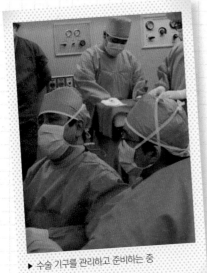

▶ 수술 기구를 관리하고 준비하는 중

Question 국가고시를 준비는 얼마나 어려운가요?

간호학과에서 4년 동안 열심히 공부하고 좋은 학점으로 졸업해도, 국가고시에 떨어지면 간호사가 될 수 없죠. 가장 중요한 시험입니다. 간호사 국가고시는 다른 국가고시와 비교하면 합격률이 높아서 잘 모르는 사람들은 쉬운 시험이라고 생각하기도 하죠. 하지만 간호학과를 다녀보면, 그 합격률은 학생들이 대학 생활을 고3처럼 노력했기 때문이란 걸 알 거예요. 총점이 합격 기준을 넘더라도 과목당 40% 미만의 점수를 받으면 과락으로 탈락합니다. 또한 간호학과 대학 순위를 정할 때 해당 학교 학생들의 국가고시 합격률이 중요한 잣대이기 때문에 지방의 몇몇 대학은 국가고시에서 떨어질 것 같은 학생을 모의고사 성적으로 미리 걸러낸다는 말도 있지요. 그만큼 쉽지 않은 시험이고 합격의 기쁨도 큽니다. 저도 졸업한 해를 생각해보면 수 없이 모의고사를 풀던 기억이 나요. 솔직히 고3 때도 그 정도로 열심히 하진 않았죠. 하지만 너무 걱정하지 마세요! 학교 커리큘럼만 성실히 따라간다면 어렵지 않을 거예요.

Question 직업을 바라보는 주변의 시선 변화가 있나요?

제가 대학에 진학할 때만 해도 지금만큼 남자간호사가 많이 있지 않았어요. 특이하게 생각하는 분이 많았지요. 왜 간호학과에 갔냐고 묻기도 하고, 남자가 그렇게 할 게 없냐고 하는 어른들도 계셨죠. 근무 환경이나 급여 면에서 다른 직종에 전혀 뒤떨어지지 않는데 말이에요. 그때와 비교하면 지금은 남자 간호사를 바라보는 시선이 많이 바뀐 것 같아요. 어려운 일 하면서 멋지게 산다고 긍정적으로 봐 주시는 분이 더 많답니다. 특히 부모님은 아들 자랑하기 바쁘셔요. 물론 간호사는 여자가 하는 일이라거나, 의사 보조 역할이라고 부정적으로 생각하는 분들이 남아 있는 것 같아 아쉬울 때가 있습니다. 그런 시선을 바꾸는 것 또한 우리의 책임이라고 생각해요.

특수하게 여성이 많은 직종에서 남자 간호사로 일하는 데 장단점은 무엇인지 궁금해요.

장점은 3교대 근무를 비롯해 체력이 많이 필요한 일에 능하다는 거예요. 때때로 과격한 남자 환자나 보호자를 상대해야 하기도 하고요. 아직은 남자들이 출산과 육아에 대한 부담이 조금 덜한 우리나라 환경상 남자 간호사의 이직률이 낮기도 합니다. 남자 비율이 더 많은 병원 내 다른 직종 사람들과 융합하기도 쉽다는 장점도 있어요.

간호사 업무를 습득하는데 평균적으로 여성보다 느리고 꼼꼼함이 부족해서 입사 초기에 어려움을 자주 겪는다는 건 단점으로 볼 수 있습니다. 아무래도 성별이 다르다 보니 노력해도 여자 동료들과 가까워질 수 있는 선이 존재한다는 점도 어려운 점이에요. 이에 적응하지 못해 퇴사하는 남자 간호사들도 종종 있죠.

Question **근무하시는 병원과 수술실 간호사 업무를 소개해주세요!**

저는 건국대학교병원에서 일하고 있습니다. 건국대학교병원은 전국에 42개만 지정된 상급종합병원이에요. 우리나라를 대표하는 명의를 비롯해 훌륭한 의료진이 있죠. 첨단 의료시설과 900병상 규모를 자랑합니다.

수술실 간호사는 드라마에 나오는 모습처럼 의사가 "메스" 하면 칼을 건네주는 간호사 정도로만 생각하는 경우가 있죠. 실제로는 의사와 함께 환자의 질병을 이해하고, 치료 과정 중의 하나인 수술에 동참하는 것이랍니다. 수술의 진행 과정을 예측해 수술 도구를 멸균해 전달하는 일을 전담하고, 마취된 환자의 욕창이나 저체온 등 상태를 확인하며 안전을 책임집니다. 저는 전신마취하에 수술을 진행하는 중앙수술실의 간호사예요. 그중에서도 정형외과와 내시경 수술실을 책임지고 있습니다.

많은 부서 중에 수술실 간호사를 선택하게 된 이유는 무엇인가요?

수술은 환자의 호전을 가장 극적으로 기대할 수 있는 치료 방법이라고 생각했고, 그 일을 함께하는 일원이 되고 싶었어요. 병동 간호사의 일반적인 간호보다는 수술실 간호사가 의사로부터 좀 더 독립적이라는 이유도 있었습니다. 의사의 처방을 따르는 일이 아니라, 동등한 입장에서 수술을 진행하는 모습이 멋있었어요.

수술실 간호사가 된 후 첫 업무는 무엇이었나요?

수술실 간호사로 가장 처음 배정받은 부서는 이비인후과였습니다. 제가 처음 참여한 수술은 편도선 절제술이었어요. 수술실 간호사에게는 기본 중의 기본이라고 할 수 있는 수술인데, 당시에는 제가 간호사가 되어 한 수술에 참여하게 된다는 사실이 얼마나 설 는지 몰라요. 수술실 간호사는 수술 전에 대기실에 도착한 환자의 이름과 수술명, 수술 부위를 확인하는 일을 하는데요. 어느 날 한 어머님께서 전신마취 수술을 앞두고 제 손을 꼭 잡으시며, 수술에 같이 참여하냐고 물으시고는 '잘 부탁한다'고 말씀하셨어요. 그 전까지는 수술 과정을 외우는 것만으로도 버거울 때였는데, 어머님의 부탁을 듣고 생각이 바뀌었습니다. 앞으로는 보호자 없이 수술실에 들어오는 환자의 보호자가 될 수 있는 간호사가 되어야겠다고 말이죠.

Question 실수를 통해 배운 경험도 있으신가요?

수술실에서 일어날 수 있는 가장 큰 사고는 환자나 수술 부위가 바뀌는 거예요. 무시무시한 일이지요. 그래서 수술 중에는 '타임아웃(time out)' 절차를 꼭 거칩니다. 모두 하던 행동을 멈추고 진료과 의사, 마취과 의사, 수술실 간호사가 환자명, 수술 집도의, 수술명, 수술 부위, 마취 방법을 확인하는 절차예요. 하지만 매번 시행하는 절차다 보니 이 과정에 소홀해질 수도 있는데요. 한번은 수술 기구를 바쁘게 준비하느라 정신이 팔려서 오른쪽 다리를 수술해야 하는 환자인데, 수술 부위가 왼쪽이라고 생각한 적이 있어요. 다행히 타임아웃 때 진료과 의사 선생님이 그 문제를 발견하셔서 사고를 막을 수 있었습니다. 아찔한 순간이었고, 매번 반복해서 하는 일이 중요하다는 걸 다시 한번 느꼈어요. 그날 이후로는 후배들에게도 확인 절차의 중요성을 귀가 따갑도록 강조하고 있습니다.

Question 현재 정형외과 수술실을 담당하고 계시는데, 타부서 업무와 다른 특징이 있나요?

정형외과 수술의 특징으로는 당장 수술을 시행하면 환자의 문제 대부분이 해결된다는 점입니다. 골절 환자는 골절 부위를 고정해주고, 관절염 환자는 인공관절을 만들어주고, 인대 파열 환자는 인대 재건 수술을 하면 되죠. 수술로 바로 문제가 해결되는 극적인 과정에 함께할 수 있어 좋아요. 외과나 산부인과 수술실 간호사는 종양 제거 수술 등에 참여하는데, 정형외과 수술실 간호사는 골절 고정, 인공관절 등 기구나 임플란트를 주로 사용합니다. 기구 사용을 익히는 데 어려움이 따르지만, 결국 환자에게 사용될 기구나 임플란트를 집도의에게 과정마다 예견하고 전달하는 일을 하므로 능력만 된다면 집도의도 수술 간호사에게 의지하고 의견을 주고받는답니다. 또한 수술실이 아닌 일반 간호사와 가장 큰 차이점은 마취 상태로 의식이 없는 환자를 간호해야 해서 훨씬 세심하게 살펴야 한다는 점입니다. 의사 표현을 할 수 없는 환자를 낙상이나 욕창, 감염 등의 위험으로부터 지켜야 하니까요.

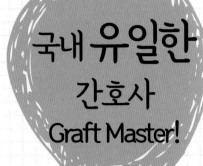

국내 **유일한**
간호사
Graft Master!

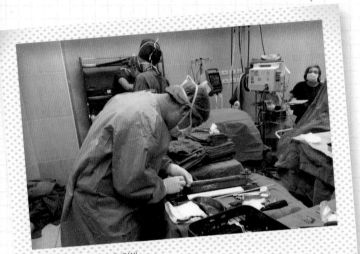

▶ 환자의 극적인 호전을 위해

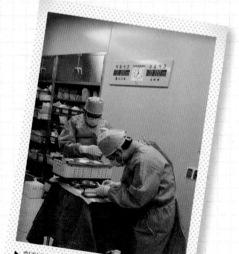

▶ 환자의 깁스에 친구들이 새긴 응원

Question ## 수술 참여 외에 하고 계신 업무가 있다면 소개해주세요.

원내 1명뿐인 'Graft master'가 바로 저랍니다. 인대 재건수술에서 자가건, 타가건을 이용해 재건될 인대를 만드는 일을 하죠. 쉽게 설명해 드릴게요. 전방이나 후방 십자인대가 파열되면 인대를 재건하는 수술을 해야 합니다. 이때 사용되는 대체 인대를 만드는 거예요. 환자 본인의 인대(자가건)나, 제품으로 나오는 기증자의 인대(타가건)를 사용하는데, 의사마다 수술 방법이 조금씩 다릅니다. 수술 집도의가 원하는 두께와 모양으로 인대를 만들어요. 수술에 대해 집도의만큼 깊은 지식과 이해가 필요한 어려운 일입니다. 제가 알기로는 의사 외의 의료인이 이 업무를 수행하는 건 국내에서 제가 유일하다고 알고 있어요.

그 외의 업무로는 야간이나 당직 근무에는 여러 과의 응급 수술에 소독간호사 혹은 순회간호사로 참여합니다. 노동조합 중앙수술실 대의원, 간호부 홍보위원도 맡고 있어요.

Question ## 11년 동안 연차나 직급에 따른 역할 변화가 궁금해요.

보통 첫 2년은 고정 부서 없이 여러 과의 다양한 수술을 배웁니다. 그래야 당직 근무를 설 때 예고 없이 다른 과 수술에도 참여할 수 있으니까요. 그 후 선택한 과나 발령받은 과에 고정 근무를 하며 이전보다 더 고난도의 수술에 참여하게 됩니다. 이후 업무 능력을 인정받으면 책임간호사로 단번에 진급하기도 합니다. 책임간호사는 수술방에서 일어나는 모든 수술의 절차와 수술에 사용되는 기구 및 재료를 책임지는 역할이에요. 모든 단계마다 스트레스도 있고 어려움도 있지만, 선배들을 믿고 여러 과의 수술을 배울 때가 가장 행복했다는 생각이 들어 종종 그립습니다.

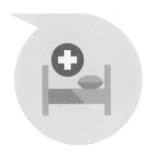

Question 간호사라는 직업을 그만두고 싶었던 순간도 있나요?

가장 큰 고비가 있었습니다. 정형외과에서 어깨를 담당하는 교수님의 책임간호사로 있을 때였죠. 그 교수님은 굉장히 유명한 명의이셨고, 그런 분과 한 팀이라는 게 자랑스러웠어요. 만족스러운 간호사 생활을 하고 있었는데 교수님께서 개원하시면서 병원을 퇴직하게 되셨습니다. 의지하던 교수님이 떠나니, 힘들게 공부하고 익혀온 수술 과정과 수술실 간호사로서 능력이 쓸데없는 듯 느껴졌던 시기였습니다. 의사 한 분의 거취로 제가 해온 일들이 아무것도 아니게 되는지, 회의감이 들었죠. 하지만 거기서 포기하지 않고 새로 시작하는 마음으로 다른 수술을 익히기 시작했습니다. 이제 와 돌이켜보면 교수님이 바뀌고 수술 종류가 달라진다고 해서 그동안 쌓아온 지식과 경험이 사라지는 게 아니라, 수술실 간호사로서의 노력과 내공이 든든한 밑거름이 됐어요.

Question 가장 기억에 남는 수술은 언제인가요?

11년 동안 수술실에서 일하면서 암 환자, 골절 환자, 이식 환자 등 여러 환자가 기억에 남아요. 그중 가장 기억에 남는 환자는 재작년 태국에서 수술했던 환자입니다. 후방 십자인대 외측의 측부인대가 파열된 노동자였습니다. 태국은 아직 우리나라만큼 의료 기술이 발전되지 않아서 그 수술을 하기가 어려웠어요. 태국에서 정형외과 학회에서 '생중계 수술(라이브 서저리, Live Surgery)'를 요청해왔습니다. 당시 제가 소속된 슬관절(무릎관절) 팀 교수님께서 요청을 수락하셔서 태국 왕립 병원에서의 수술에 저도 참여하게 됐죠. 어려울 거라 예상은 했지만, 우리나라보다 훨씬 낙후된 수술실과 기구, 고난도의 환자 상태, 생중계되는 수술 과정은 큰 부담이었습니다. 교수님의 뛰어난 실력 덕분에 수술은 성공적으로 마무리됐습니다. 걷지 못하게 될 수도 있는 환자의 인대를 재건한 것뿐만 아니라 우리나라의 의료를 알릴 수 있었던 경험이었어요. 교수님보다 먼저 수술 기구를 준비하고 점검하던 순간이 아직도 기억나요. 수술 후 "홍원기 간호사가 없었다면 어려웠을 거야"라는 교수님의 한 마디에 큰 힘을 얻었답니다.

Question ## 쉬는 날에는 주로 무엇을 하며 시간을 보내시나요?

건국대학교병원 남자 간호사회 회계, 간호부 홍보위원, 통합노동조합 대의원 등을 맡고 있어 병원 근무를 쉬는 날에도 이것저것 하게 되더라고요. 음악에도 관심이 많아 음악을 듣거나 노래연습을 하며 스트레스를 해소하기도 해요. 제게는 탈출구지요. 남자 간호사 듀엣인 DOM(duet of man nurse) 보컬이고, 성가대 활동도 하고 있어요. 공연과 축가도 종종 한답니다. 그리고 육아에도 매진하려 하고 있어요. 이제 막 돌이 지난 아들이 있거든요.

Question ## 멘토나 롤 모델이 있나요?

건국대학교병원 우진하 수선생님이요. 서울대 삼성서울병원을 거쳐 본원에 오셨는데, 남자로는 최초로 분야 수장인 수술간호사회 회장을 역임하셨지요. 남자 간호사에 대해 선입견이 지금보다 더 많았던 시기에 새 분야를 개척하며 후배들을 위해 문을 열어 주신 분입니다.

앞으로 이루고 싶은 목표는 무엇인가요?

제가 몸담은 건국대학교병원 수술실과, 수술간호사회에서 더 많은 일을 책임지고 발전시킬 수 있는 위치까지 가고 싶어요. 남자 간호사도 더욱 보편화 되었으면 합니다. 그리고 지금은 제가 유일한 간호사 'graft master'이지만 체계적으로 발전시켜 보다 전문적인 간호사 영역으로 만들고 싶어요. 아직 상세한 계획을 세우진 않았지만, 제가 현업에서 떠날 즈음엔 간호사가 의료계 발전에 더욱 주축으로 서고, 의료계 내 타 직업과도 동등한 위치에 설 수 있는 기반을 만들 수 있었으면 합니다.

Question 간호사를 꿈꾸는 친구들에게 한 마디 부탁드려요.

너무 큰 꿈을 미리 그리며 조급하게 이루려 하기보다는, 당장 맡은 내 일에 집중했으면 합니다. 중고등학생이라면 봉사활동을 많이 하거나 간호사로서 신념을 깊게 생각하는 시간을 갖는 게 물론 좋죠. 하지만 간호사가 되려면 간호학과 대학에 진학해야 하니, 아직 지원 기준에 성적이 못 미친다면 여러 활동보다는 학업에 충실해야 합니다. 간호대학에 입학하면, 병원이나 부서 선택에 욕심내기보다는 간호사 면허 취득을 위해 학업 관리에 힘을 쏟아야 하죠. 이렇게 현재 중요한 일을 책임감 있게 하다 보면, 자신도 모르는 새에 멋진 간호사가 되어있을 거예요. 성실하고 또 성실해야 합니다.

고등학교 3학년 진학설명회에서 만난 교수님의 조언으로 간호학과를 선택하게 됐다. 대학교에서 간호학을 배우는 동안, 수업이 끝나면 도서관에서 해가 질 때까지 열심히 공부했다. 신입 간호사 생활이 쉽진 않았다. 일에 적극적으로 임하는 자세와 긍정적인 생각을 가지고 환자를 친절히 대하려고 노력했다. 그 노력을 인정받아 두 번씩이나 친절 간호사 표창을 받았다. 임상에서 일하던 중, 질병의 치료와 간호보다 질병 예방과 건강 증진 분야에 관심을 두게 됐다. 지역사회 주민을 직접 만날 수 있는 간호직 공무원이 되었다. 임상에서 근무할 땐 웃으며 퇴원하는 환자를 보면서, 공무원이 되어 시립 어린이병원에서 중증장애아동의 부모가 되어 돌보며, 지금은 방문보건실장으로 취약 계층의 건강 관리를 하면서 직업 소명을 되새긴다. 간호사는 과거, 현재, 미래에도 힘들고 아프고 외로운 사람을 돕는 최고의 직업이다.

서초구보건소 방문보건실 실장
박현애

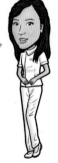

- **현)** 서초구보건소 방문보건실 실장(서울특별시 공무원),
  연세대학교 보건대학원 재학 중

서울특별시 어린이병원 근무(서울특별시 공무원)
서울성모병원 근무
연세대학교 간호대학 간호학과(RN-BSN) 졸업

간호사의 스케줄

박현애
간호사의
하루

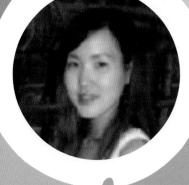

20:00~21:00
▸ 퇴근
21:00~22:00
▸ 아들과 놀아주기
23:00
▸ 취침

06:30~07:30
▸ 기상 및 출근준비
07:30~08:30
▸ 보건소 출근

13:00~18:0
▸ 오후 업무
18:00~20:0
▸ 업무 정리

08:30~12:00
▸ 오전 업무
12:00~13:00
▸ 점심

봉사하며 나누는 기쁨

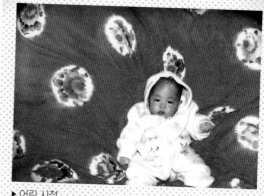
▶ 어린 시절

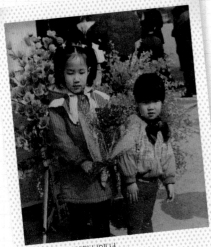
▶ 초등학교 입학식에서

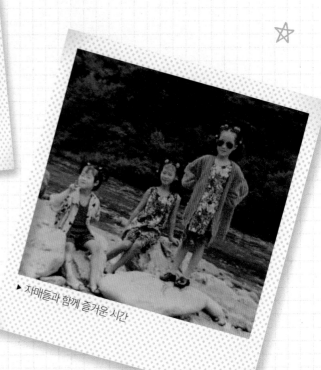
▶ 자매들과 함께 즐거운 시간

학창 시절에는 어떤 학생이었나요?

조용하고 내성적인 학생이었어요. 친한 단짝 친구 한두 명 하고만 사귀었죠. 발표할 땐 너무 떨려서 목소리가 작아지고 머릿속이 하얘졌습니다. 과학과 생물 과목을 좋아했는데, 고등학교 땐 학교 끝나고 바로 학원으로 가서 공부한 뒤 밤늦게 집에 들어갔어요. 그때 함께 공부했던 친구들과 학원 앞에서 떡볶이, 튀김, 라면을 먹으며 행복해했던 기억이 있습니다. 대학생이 되어 '알로하'라는 동아리의 회장을 맡으면서부터 사람들 앞에 나서려고 조금씩 노력했어요. 점차 성격도 밝아지고 내성적이었던 성격도 외향적으로 변했어요.

Question **'알로하'에서 한 활동이 궁금해요**

'알로하'는 간호 연수 동아리예요. 그런데 제가 회장을 역임하면서, 단순히 연수만 다녀오는 동아리가 아니라 봉사하는 동아리로 만들고 싶단 생각을 했어요. 혜화동에 있는 라파엘 클리닉에 찾아가서 봉사 동아리로 등록하고 봉사 활동을 시작했죠. 라파엘 클리닉은 외국인 노동자를 대상으로 무료 진료를 하는 곳이에요. 진료받는 분들을 보면서 나눔의 기쁨이 크다고 느꼈습니다.

Question **청소년 시절 '간호사'라는 직업에 관심을 두게 된 계기가 있었나요?**

고등학교 3학년 진학설명회였어요. 어떤 학과에 가야 할 지 고민하고 있었는데 어느 교수님과 진학 상담을 하게 됐습니다. 교수님이 "국내에서만 있고 싶은가요, 아니면 해외로도 나가고 싶은가요?"라고 질문하시더라고요. 해외로 가보고 싶다고 대답하니 간호학과가 좋겠다고 하셨어요. 간호사가 되면 해외 취업이 가능하니까 그렇게 이야기하셨던 것 같아요. 그 상담 덕분에 간호학과를 선택했고, 간호사가 되어 지금의 자리에 있게 됐죠. 가끔 그 교수님이 생각나요. 항상 고마운 마음입니다.

Question 간호학 공부가 적성에 맞았나요?

간호학 공부는 생각보다 쉽지 않아요. 과목 수도 많고, 암기해야 할 분량도 많죠. 그래도 공부는 제 적성에 맞았어요. 간호학과 재학 시절에도 고등학교 때처럼 학교 수업이 끝나면 바로 도서관으로 갔어요. 저녁까지 열심히 공부했습니다. 그 덕분에 과 수석도 두 번이나 할 수 있었어요.

Question 국가고시를 준비한 과정을 이야기 해 주세요.

국가고시를 준비할 때는 시간표를 정해놓고 공부했습니다. 아침에 기상 시간, 밥 먹는 시간, 취침 시간 등을 계획하고 스케줄에 맞추어 단원 별로 공부했어요. 최근 10년 정도 국가고시 기출문제를 모두 풀었고, 틀린 문제는 체크해 두었다가 공부하고 다음에 다시 풀어봤어요. 모든 문제집에는 답을 바로 체크하지 않고 바를 정(正)자로 문제 옆에 몇 번 틀린 문제인지 표시해서 공부했어요. 학교에서도 한 달에 한 번씩 국가고시 모의고사를 치렀기 때문에 실전에서 어렵지 않게 문제를 풀 수 있었습니다.

Question **첫 병원에서의 근무는 어땠나요?**

간호대학 졸업 후 서울성모병원에 입사했어요. 처음엔 신입 간호사 생활이 아주 힘들었습니다. 집이 멀어서 새벽 세 시 반에 일어나 출근해야 했어요. 몸도 지치고, 방을 함께 썼던 친언니와도 다투곤 했죠. 간호사를 꿈꾸던 청소년 시절의 기대와 많이 다른 현실에 힘들어했고, 후회도 했어요. 1년 정도 지나니 일이 익숙해지면서 '간호사 하길 잘했구나' 하는 생각이 들었습니다. 지금도 간호학과를 선택한 건 제 인생에서 정말 잘한 일이라고 생각해요. 첫 병원에서 5년 동안 근무하며 프리셉터로서 후배를 양성했고, 동료 및 선후배, 의료진과 화합하는 법을 배웠죠. 2009년에는 JCI(Joint Commission International, 국제의료기관평가위원회인증)인증 당시, 인증요원으로 선발되어 서울성모병원의 JCI 인증을 위해 노력했습니다. 무엇보다도, 일에 적극적으로 임하는 자세와 긍정적인 생각을 가지고 환자를 친절히 대하려고 노력했어요. 2009년, 2010년엔 친절 간호사 표창장을 받기도 했답니다.

Question **일하면서 공부도 계속 하셨나요?**

임상에서 일하면서 제 지식이 부족하면 안 된다고 생각해서 늘 열심히 공부했습니다. 입사 2년 후에 연세대학교 RN-BSN* 과정을 시작했어요. 저는 전문학사를 가지고 있어서, 앞으로 살아가는데 학사 학위가 꼭 필요하다고 대학 시절부터 생각해왔어요. 그래서 RN-BSN 과정으로 공부를 하게 됐습니다. 3교대 근무를 하면서 일주일에 두 번 학교에 다니는 건 생각보다 쉽지 않았어요. 근무표를 신청할 때 다른 동료의 동의가 필요하기도 했죠. 물론 수간호사 선생님과 동료들의 배려로 학교를 잘 다닐 수 있었습니다. 학교 가는 날 데이 근무를 받으면, 새벽 3시 30분에 일어나서 근무하고 퇴근 후 신촌에 있는 학교까지 버스를 타고 갔어요. 오후 6시부터 10시까지 수업을 듣고 집에 가면 밤 11시였죠. 다음날도 데이 근무면 알람을 못 듣고 자다가 지각 한 적도 있어요. 수선생님께 많이 혼났던 기억이 나네요. 몸은 힘들었지만 하고 싶었던 공부라서 그런지 마음은 즐거웠어요.

> 잠깐! 'RN-BSN'이란 무엇인가요?
>
> RN-BSN 과정은 간호전문대학 졸업간호사를 위한 학사학위 과정이다. 간호전문대학을 졸업한 후 현재 임상에서 근무하고 있는 간호사를 대상으로 첨단 보건의료를 제공하고 있는 교육병원에서 요구되는 간호의 전문지식과 기술을 함양하고, 대학의 학문하는 자세를 익히며, 나아가 간호학 학사 학위 취득을 하는 전문인 교육과정이다.

Question 병원 근무 외에도 중요하게 생각한 활동이 있다면 무엇인가요?

여러 봉사활동이 기억에 남아요. 서울성모병원과 연계한 다니엘학교에서 급식 봉사를 했어요. 제가 떠준 국을 맛있게 먹으며 웃는 장애 아동을 보며 보람을 느꼈습니다. 동작구에 있는 성심의 집, 치매 노인 요양센터에 찾아가 식사, 청소를 돕기도 했습니다. 비록 몸은 힘들었지만, 어르신의 따뜻한 정을 느낄 수 있는 시간이었어요. 2010년에는 '평화를 이루는 사람들'에서 캄보디아로 의료봉사를 다녀왔습니다. 무더위 속에서 일주일 동안 장소를 옮겨 다니는 일이 쉽진 않았어요. 그래도 어린아이들의 맑은 눈을 보면 힘들지 않았습니다. 수상가옥에 사는 사람들의 열악한 삶을 보며 가슴이 아팠고, 제가 누리고 있는 것들에 대해서도 감사했습니다. 작은 도움이 누군가에겐 큰 기쁨과 감동이 될 수 있다는 걸 배웠죠. 앞으로도 다양한 봉사활동으로 사랑을 전하고 싶어요.

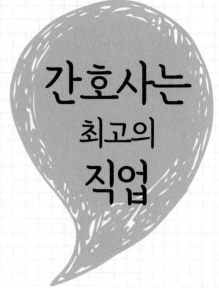

간호사는
최고의
직업

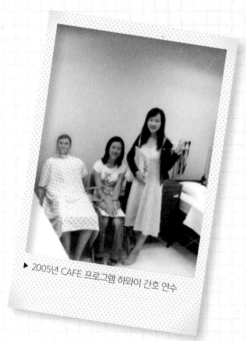

▶ 2005년 CAFE 프로그램 하와이 간호 연수

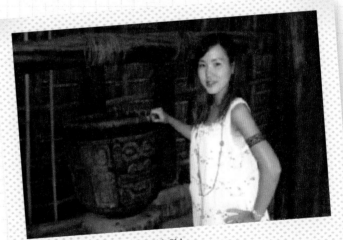

▶ 2005년 CAFE 프로그램 하와이 간호 연수

간호직 공무원으로 진로를 변경하게 된 계기가 있나요?

　임상에서 일하던 중, 질병의 치료와 간호보다 질병 예방 및 건강 증진 분야에 관심을 두게 되었어요. 또한, 간호직 공무원이 지역사회 주민을 직접 만날 수 있는 직업이라는 걸 알게 돼 공무원을 꿈꾸게 되었습니다. '꿈을 가진 자만이 이룰 수 있다'라는 말처럼, 꿈과 목표에 맞는 제 모습을 만들기 위해 꾸준히 노력했어요. 결국 제가 원하던 공무원의 꿈을 이룰 수 있었죠.

Question **간호직 공무원이 되는 데 필요한 자격과 준비 과정을 알려주세요.**

　간호직 공무원이 되려면 간호사 면허 취득이 필수입니다. 간호사 면허증이 있어야 간호직 공무원 시험에 응시할 수 있기 때문이죠. 따라서 간호대학을 졸업하고 간호사 국가고시에 합격해야 합니다. 또, 서울특별시는 거주지 제한이 없지만, 지방직은 주민등록상으로 해당연도 1월 1일부터 거주하거나 과거 합산 3년 이상 거주한 지역에서 시험에 응시할 수 있어요. 목표하는 지역에 맞춰 구체적으로 준비해야 해요.

　서울시 공무원 시험 과목은 생물, 간호관리학, 지역사회간호학 등 3과목입니다. 지방직은 시험 과목이 5과목이나 돼요. 국어, 영어, 한국사, 지역사회 간호학, 간호관리학 등입니다. 저는 학원 수업과 동영상 강의를 들으며 하루 평균 12시간 정도 공부했어요. 그렇게 6개월을 공부하고 합격했습니다.

Question 간호직 공무원이 되고 나서 처음 한 일은 무엇인가요?

공무원이 된 이후에 처음 발령받은 곳은 서울특별시 어린이병원입니다. 서울특별시의 간호직 공무원의 경우에는 간호직 공무원이 된 후에 3년 동안 서울시립병원에서 근무해야 해요. 공무원이 되기 전, 임상 경력이 있다면 더욱 도움이 되겠죠? 저는 어린이병원에서 중증 장애 환아들을 돌보는 일을 했어요. 이곳에서 근무한 4년은 저를 더욱 성숙하게 만들어 주는 시간이었습니다.

서울특별시 어린이병원의 아이들은 선천적으로 장애를 가지고 태어나 대부분 버려진 아이들입니다. 뇌성마비, 수두증, 근육병 등을 진단받은 아이들이 많았어요. 제가 중환자실에 근무할 때 20명의 아이 중 10명이 인공호흡기에 의지해 생명을 연장하고 있었습니다. 숨 쉬는 것조차 힘들어하는 아이들을 보며 마음이 너무 아팠어요. 생명 의료와 윤리에 대해서도 깊이 생각하는 시간이 됐습니다.

Question 기억에 남는 환자가 있나요?

우리 아들과 동갑인 한 환아가 기억나요. 선천적으로 근육병을 가지고 태어나 혼자서는 숨을 쉬지도, 밥을 먹지도 못했어요. 인공호흡기를 통해서 호흡하고, 비위관(nasogastric tube, 환자가 음식을 구강으로 섭취할 수 없을 때 비강으로부터 위까지 관을 통해 음식을 주입해 주는 역할을 함)을 통해 위에 식이를 넣어주어야 했습니다. 귀엽고 애교가 많은 사랑스러운 아이라서, 4년이 지난 지금까지 기억에 많이 남아요.

간호사로서 보람과 자부심을 느낄 때는 언제인가요?

서울성모병원에서는 정형외과에서 근무했습니다. 고관절 골절 때문에 누워서 생활하던 분들도 수술 후에 웃으면서 걸어서 퇴원하곤 했는데요. 환자가 완쾌하고 퇴원하는 모습을 볼 때면 간호사가 되길 잘했다는 생각을 많이 했어요. 다음으로 서울특별시 어린이 병원에서 근무할 당시에는 부모가 없는 중증장애아동들을 돌보며 그들의 부모가 되었다는 생각에 가슴이 뭉클했죠. 간호사라는 직업이 자랑스러웠습니다. 현재는 방문보건실장으로 취약계층의 건강 관리를 돕고 있으니, 저의 직업은 과거에도 현재에도 그리고 미래에도 힘들고 아프고 외로운 사람을 돕는 최고의 직업이라고 생각해요.

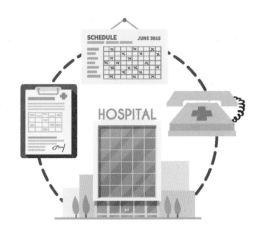

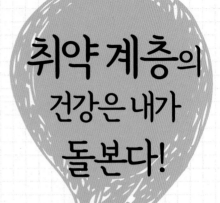

취약 계층의
건강은 내가
돌본다!

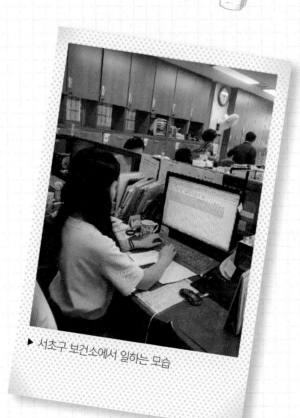

▶ 서초구 보건소에서 일하는 모습

Question 현재 하고 계신 업무를 소개해주세요.

현재는 보건소 방문보건실에서 방문보건실장으로 근무하고 있습니다. 노인 건강관리사업 지원, 폭염과 한파에 대비한 계절별 건강관리, 방문형 서비스 사업체계 구축, 방문보건실 운영, 'Health Up Day 행사 주관'과 같은 방문보건업무 관련 프로그램 운영, 방문보건 전담인력 역량교육 및 사례회의 운영, 조사사업, 인센티브사업 실적관리, 경로당 건강관리 등의 많은 일을 하고 있어요.

Question 가장 주된 업무는 무엇이며,
그 업무의 보람은 무엇인가요?

저의 주된 업무는 방문보건실 운영에 관한 사항입니다. 저는 방문간호실을 관리 운영하며, 예산 집행 및 인건비 지급을 하고 있습니다. 현재 방문보건실에는 통합방문 간호사 18명과 운동사, 치위생사, 영양사분들이 함께 일하고 있어요. 지역사회 통합건강증진사업 중 방문건강관리 영역을 맡고 있습니다. 대상은 1순위 기초생활보장수급자, 2순위 차상위 계층, 3순위 다문화 가족, 북한 이탈 주민, 독거노인, 4순위는 빈곤 아동 등이에요. 이 사업은 취약 계층의 건강인식제고, 자가건강관리능력 향상, 건강상태 유지 및 개선이 목적이랍니다. 취약계층을 방문해 건강관리를 해 드리고 영양제, 파스, 영양식이를 제공하고 있어요. 보건소 내외의 자원을 연계해서 적절한 보건복지서비스를 해드리고 있지요.

이 업무의 보람은 취약계층의 건강을 관리해주는 데 있어요. 하루는 차상위계층 부부가 보건소를 찾아와서 울먹거리며 도와달라고 한 적이 있습니다. 남편의 피부에 이상한 신생물이 생기는데 검사비와 진단비가 없어서 병원에 가지 못한다는 거예요. 마침 2018년 서울특별시 보라매병원 지역사회연계 『초기의료비 지원』 사업이 있었습니다. 그 의료비 지원

사업과 연계해서 검사를 받을 수 있도록 해드렸어요. 남편분은 피부암을 진단받고 치료받게 됐습니다. 남편의 피부암으로 병원을 찾았던 부인은 진단 검사를 통해 유방암이 있다는 걸 발견해 치료받았죠. 부부는 보건소에 몇 번이나 감사하다고 전화를 하셨어요. 이런 경우에는 제 직업 소명을 다시 발견하는 계기가 된답니다.

Question 임상과 공무원 일을 모두 하시면서 느낀 차이점이 궁금합니다.

가장 큰 차이점은 3교대 근무와 일근이에요. 임상에서 간호사로 3교대 근무를 할 때는 불규칙한 생활을 했어요. 잠을 잘 시간에 일하고, 깨어있어야 하는 시간에 잠을 자야 하기 때문이죠. 데이 근무 시에는 오전 5시에 일어나서 출근 준비를 하고 6시에 도착해야 하므로 기상 시간이 평소 보다 빨라요. 이브닝 근무는 오후 1시 출근으로 오전에 늦게까지 잘 수 있지만, 퇴근이 오후 10시입니다. 나이트 근무는 밤 10시에 출근하고 오전 7시에 퇴근하는, 가장 힘든 근무예요. 오전에 퇴근해도 잠이 잘 오지 않고 종일 피곤하답니다. 이와 비교해 공무원은 출근과 퇴근 시간이 일정하기 때문에 규칙적인 생활을 할 수 있어요. 오전 9시 출근, 저녁 6시 퇴근이 정해져 있으니 기상 시간, 식사 시간, 취침 시간도 일정하죠. 주말은 늘 쉬기 때문에 평일에 함께하지 못한 아들과 온종일 시간을 보낼 수 있어서 좋고요.

업무의 목적을 비교하자면, 병원은 질병을 치료받으러 오는 환자들을 간호하는 일을 하는 3차 예방입니다. 그러나 보건소는 건강 증진 및 질병 예방을 하는 1차 예방이라고 할 수 있지요.

Question 앞으로 이루고자 하는 목표가 있나요?

대학원 공부를 열심히 하고, 대학원을 마친 후 박사 과정까지 하고 싶어요. 더욱 발전하는 자세로 공무원으로서 맡은 일에 최선을 다하고자 합니다. 공무원이자 간호사로서 시민의 건강을 위해 더 좋은 사업을 만들고 싶어요.

Question 간호직 공무원을 꿈꾸는 친구들에게 한 마디 부탁드려요.

간호직 공무원은 간호사이자 공무원이라서 정말 좋은 직업입니다. 간호사로 병원에서 근무하다가 간호직 공무원이 되면 근무경력을 100% 인정받아요. 간호과에 입학한 뒤 열심히 공부해서 국가고시 합격 후, 병원 근무 경력을 쌓은 후 공무원이 돼도 절대 늦지 않답니다.

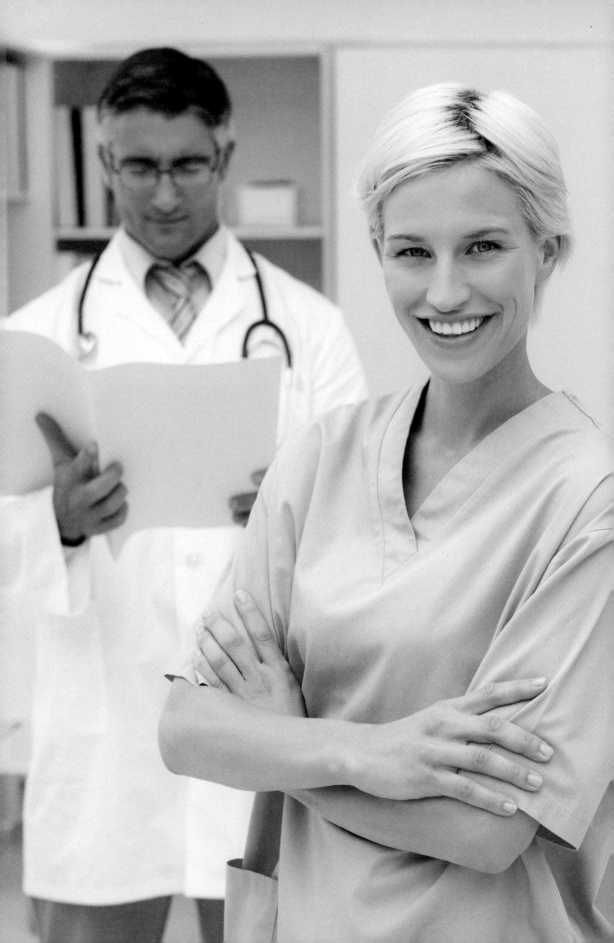

어려운 시절, 치열하게 공부하고 치열하게 고민하다 보니 '꼭 성공해서 가난한 사람들을 돕고, 세계에 나가 다양한 경험을 쌓아 도전하고 싶다'는 결심을 하게 됐다. 간호학과에 진학했고, 늘 "할 수 있다!"라고 격려해 주신 훌륭한 교수님들 덕분에 캐나다와 미국에서 선진국의 의료시스템을 보며 더 큰 꿈을 품게 됐다. 끝없는 간호학 공부엔 크고 작은 어려움이 있었지만 포기하지 않고 마음에 품은 꿈을 원동력 삼았다. 현재 미국 전문간호사로서 환자를 진료하며 사람을 살리고, 도전하는 후배들을 이끌며, 국제보건의료의 수준을 한 단계 끌어올리고자 한다. 여전히 그의 꿈은 현재진행형이다.

미국전문간호사
김민재

- 현) 국제간호리더협회(KINLA) 설립자 및 이사회장,
  나는 국제 간호사다 대표, 미국 예일대학교
  공중보건대학원 Advanced Profession MPH
  (Health policy and Administration) 과정 중

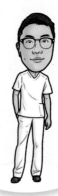

심장전문간호사, 노인전문 간호사
뉴욕대학교 병태생리학, 성인간호학 튜터
국군청평병원 외과간호장교
미국 뉴욕대학교 간호대학원
Adult–Gerontology Program 석사 졸업
세명대학교 간호학과 졸업

간호사의 스케줄

김민재
간호사의
하루

06:30~07:30
▶ 기상 및 출근 준비
07:30~09:00
▶ 출근하며 버스에서
　최신 의학 가이드라인 읽기

22:30~23:30
▶ 운동
23:30
▶ 취침

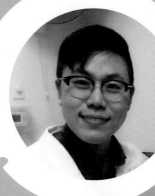

09:00~12:00
▶ 회진 및 진료 업무
12:00~13:00
▶ 점심 식사

18:00~19:00
▶ 간호 학생 및 후배 간호사
　멘토링, 네이버 블로그
　포스팅 정리
19:00~22:30
▶ 환자 진료 관련 최신
　가이드라인 공부, 독서

13:00~17:00
▶ 환자 협진 기록 확인 및
　진료기록 정리, 기타 의료 업무

17:00~18:00
▶ 저녁 식사

내 꿈은
세계를품는
국제간호의료
리더

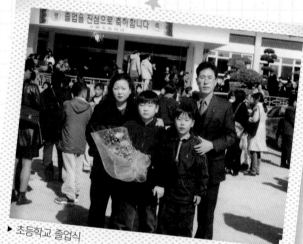

▶ 초등학교 졸업식

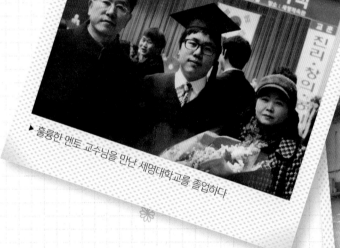

▶ 훌륭한 멘토 교수님을 만난 세명대학교를 졸업하다

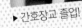
▶ 간호장교 졸업!

간단한 자기소개 부탁드려요

안녕하세요. 100년 역사를 가진 'Hebrew Home' 요양재활병원에서 일하고 있는 간호사 김민재입니다. 저는 Primary Care 즉, 환자의 1차 보건 진료와 내과 진료를 담당하고 있어요. 심장내과, 정신과, 신경과 등의 협동진료 결과를 확인하고, 환자에게 필요한 약을 처방하지요. 환자의 가족들과도 연락하면서 환자의 지속적인 건강관리와 치료 방향에 대해서도 교육하는 일을 하고 있어요. 간호사가 진료와 처방도 한다니 친구들이 신기할 수도 있겠네요! 미국 전문간호사는 간호학 석사 이상의 교육을 받은 전문직으로, 일반 간호사와는 달리 진단과 약물 처방이 법적으로 가능하답니다. 많은 미국 전문간호사들이 자신이 배운 임상 지식으로 다양한 분야에서 환자를 진료하며, 그들의 건강을 위해 최선을 다하고 있습니다.

Question 학창시절은 어떻게 보내셨는지 궁금해요

초등학교 땐 학교에서 공부 못하는 학생들을 따로 관리하는 반에 들어갈 정도로, 공부를 잘하지는 못했습니다. 항상 좋은 결과를 얻기 위해 열심히 노력했지만, 중간고사나 기말고사 시험 전에는 매우 긴장하곤 했지요. 그러다 중학교 3학년 때 즈음 가정 형편이 어려워지면서 방황하기 시작했습니다. 부모님은 밤낮 가리지 않고 일하셔야 했고, 저와 형은 학교에 다니면서 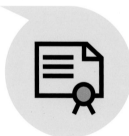 도 새벽에 일어나 어머니께서 운영하시는 식당 청소를 하고 식기를 치우며 도와 드려야 했죠. 어려웠던 시절 가족들이 웃을 일이 많지 않았습니다. 부모님 입가에 미소가 띨 수 있도록 해드리고 싶었어요. 아들로서, 학생으로서 어떻게 하면 부모님께 행복을 선물할 수 있을까 고민했죠. 저의 본분이 무얼까 생각해보니 학생으로서 공부에 최선을 다하는 것이 중요하다고 느꼈어요. 어머니 아버지는 제가 학교 시험에서 100점을 맞아 오면 참 기뻐하셨거든요. 그때부터 최선을 다해서 공부하기 시작했어요. 중학교 3학년 2학기에 처음으로 전 과목

평균 90점이 넘어, 그 학기 학년 우수상을 받고 졸업할 수 있었죠. 고등학교 때는 1학년 2학기 때는 전교 1등을 했습니다. 어려웠던 시절 가족과 함께 만들어간 보다 나은 미래에 대한 꿈과 희망이 지금까지도 긍정적으로 살아가는 원동력이에요.

 ### 간호사가 되어야겠다고 생각한 건 언제부터인가요?

아주 어릴 때부터 가족과 친척 대부분이 군인 장교로 나라를 위해 봉사하는 걸 보며, 저도 장교가 되고 싶었어요. 친척 형들이 입은 군복은 제가 꼭 가지고 싶은 선물이었죠. 그런데 어려운 시절, 치열하게 공부하고 치열하게 고민하다 보니 그 고민 끝에 든 결심이 '꼭 성공해서 가난한 사람들을 돕고, 세계에 나가서 다양한 경험을 쌓아 도전하고 싶다'는 거였어요. 목표를 이루기 위해서는 그에 알맞은 직업을 선택하고 공부를 열심히 하는 것이 중요하다는 것을 깨닫고 많은 시간을 독서실에서 혼자 공부하며 보냈습니다. 많은 고민 끝에 간호학과에 가기로 결정하고 나서 세명대학교 간호학과에 1차 수시 합격을 해 간호학 공부를 시작했습니다. 간호학을 배우면 배울수록 꿈은 커졌죠.

부모님께서는 진로를 어떻게 생각하셨나요?

부모님은 제가 어릴 때부터 교수가 되면 좋겠다고 말씀하시곤 했어요. 학창시절부터 사람들 앞에 나가 발표하고 가르치는 걸 자랑스러워하셨고, 어떤 분야든 학자로서 국가와 사회에 이바지하기를 원하셨습니다. 간호사가 되고 싶다고 말씀드렸을 때 처음엔 의아해하셨어요. 어떤 생각으로 간호사가 되고 싶냐고 물어보셔서 제 꿈과 계획에 대해 확고히 말씀드리고, 대학에 진학하면 열심히 공부하기로 부모님과 약속을 했습니다.

대학 진학 후 간호학에 대해 배우는 과정은 즐거웠나요?

원하던 공부를 하는 것이기에 간호학 공부는 행복한 일이었어요. 하지만 때때로 공부를 포기하고 싶었던 순간도 많았습니다. 일단 해야 하는 공부의 양이 정말 많았습니다. 현재는 미국 전문간호사가 된 저에게도, 미래에 대해 끊임없이 방황하고 고민했던 시절이 있었습니다. 1학년 첫 해부학 시험에서 100점 만점에 30점대가 나올 정도로, 성적이 뛰어난 학생은 아니었답니다. 제가 한국에서도 간호사가 될 수 있을까 많이 고민했죠. 막연히 국제간호사가 되고 싶어서 간호학과에 진학했지만, 어떻게 꿈을 실현해야 할지 몰랐습니다. 정승교 교수님, 김경미 교수님, 백경신 교수님께서 제가 꿈꾸고 도전할 수 있도록 항상 격려와 조언을 해주셨어요. 1학년 여름 방학에 제 담당 교수이셨던 지역사회간호학 백경신 교수님의 연구에 참여할 기회가 주어졌습니다. 학령전기 흡연 예방 프로그램이 아동의 흡연 지식, 흡연 태도 및 흡연 대처 행동에 미치는 영향에 대한 연구 및 설문조사를 돕는 일이었는데, 이때 실제로 지역사회 사람들의 건강에 영향을 미치는 간호학에 더욱 관심을 두게 되었죠.

간호학과에서 공부하면서 모든 학교 교수님들이 제게 좋은 멘토가 되어주셨어요. 수업이 끝나면 항상 찾아가 질문도 하고 봉사 장학생으로서 교수님의 연구와 수업 준비를 도우면서, 간호학이 사람들의 삶에 좋은 영향을 주는 학문임을 느꼈습니다. 훌륭한 교수님 그리고 열심히 공부하는 간호학과 학생들은 큰 지적 자극이 되었고, 큰 축복이었습니다.하다는 핑계로 늘 벼락치기로 공부를 해서 국·영·수 기초가 튼튼하지 않았는데, 굳은 의지로 고3이 되는 겨울방학 두 달을 하루 16시간씩 책상에 앉아있었어요. 성문기본영어부터 시작해서, 성문핵심, 성문종합, 수학의 정석 등을 스스로 공부하기 시작했죠. 마침내 고3이 된 3월 첫 모의고사에서 좋은 성적을 거두면서 공부에 대한 자신감을 느끼게 되었습니다.

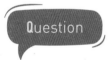

Question 국제간호사가 되겠다는 목표에 구체적으로 어떻게 다가갔나요?

1학년을 마친 후, 멘토이셨던 정승교 교수님께서 안식년 동안 캐나다의 Mac Master 간호 대학으로 가게 되셨어요. 교수님께서는 제게 '간호학을 지속적으로 공부하기 위해선 영어 공부와 국제적인 시야가 꼭 필요하니 캐나다로 가서 공부해 보라'고 권유하셨습니다. "민재야, 할 수 있다!"라고 항상 격려하고 지지해주셨던 교수님 말씀을 듣고서 그동안 선진국의 의료 시스템과 간호학이 궁금했던 저는 워킹홀리데이 비자를 얻어 캐나다로 가게 되었어요.

캐나다 생활은 배움과 놀라움의 연속이었습니다. 캐나다에 있는 난민의 영어 공부와 적응을 돕는 웰랜드 다문화센터(Welland Heritage Council and Multicultural Centre)에서 난민들과 어학 공부를 했습니다. 다양한 민족들의 사상과 가치관을 알아갈 수 있었던 기회였어요. 각 나라의 사회, 문화, 정치에 대해서 이해하고 그들과 더불어 살기 위해선 다양성을 인정하는 것이 무엇보다 중요하다는 교훈을 얻었죠. 또한 캐나다 원주민 교회 건축 및 의료 봉사활동 등 다양한 경험을 통해서, 진정으로 환자를 위하는 간호사가 되려면 글로벌 시야를 가지고 끊임없이 배우고 익혀야 한다는 걸 배웠습니다. 이 시기에 '언젠가는 세계를 무대로 활동하는 국제간호사가 되고 싶다'는 꿈을 확고히 하게 되었죠. 캐나다에서 영어 공부를 마치고 한국으로 돌아온 뒤에는 정신 차리고 간호학 공부를 열심히 하기 시작했습니다.

Question 대학 시절 학과 공부 말고도 다양한 활동을 했나요?

간호학 공부가 너무 재미있어서 시간 대부분을 민송도서관에서 공부하며 보냈어요. 하지만 학과 공부 외에도 다양한 지식을 배우고 사람들과 교류하기 위해 노력했습니다. 국내 오지마을 한방 의료 봉사활동, 해외 의료 봉사활동 그리고 기타 대외활동에 활발하게 참여했어요. 독후감 대회나 취업 경진대회, 우수 학습 노트 공모전, 우수 강의 에세이 공모전, 사진 공모전 등에도 입상해 총장상을 받기도 했지요. 다양한 분야의 학생들과 함께 교류하면서 훌륭한 학문인 간호학을 사람들에게 알리고, 세명대의 다른 학과 학생들에게 새로운 아이디어와 지식을 배워 보다 준비된 간호사가 되고 싶었기 때문이었어요.

Question **그중에서 특별히 기억에 남는 활동이 있다면 들려주세요**

2010년 여름, 2주 동안 대학사회봉사협의회 주관으로 아프리카 우간다 단기 해외 봉사를 다녀왔습니다. 학생 봉사팀의 팀장으로서 30명의 팀원을 이끌 소중한 기회였어요. 한국에서 의약품과 생필품을 준비해 가서 대민 진료를 돕고 보육원에서 문화교류도 하며 우간다 사람들과 친구가 되기 위해 노력했습니다.

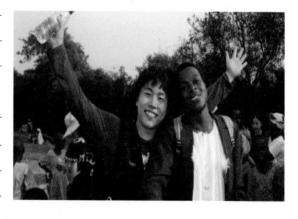

어느 더운 날 열심히 의료봉사를 하고 있는데, 한 흑인 청년이 와서 했던 이야기가 아직도 잊히지 않아요. "진짜 아픈 사람들은 이곳에 올 수 없어요. 모두 집에 누워있습니다. 당신들이 정말 우리를 돕고 싶으면, 그들에게 찾아가서 도움을 줘야 하는 게 아닙니까?"라고요. 그 말을 들은 저는 마치 멈춰버린 시계와 같았습니다. "최선을 다하고 있습니다. 죄송합니다."라는 말밖에 할 수가 없었죠. 진실로 그들을 돕고 싶다면 경제적 지원과 더불어 사회, 정치, 보건의료시스템에 대한 이해가 필요하다는 걸 뼈저리게 느꼈어요. '세상에는 간호사의 도움이 필요한 아픈 이들이 많습니다. 저는 어떻게 그들을 도울 수 있습니까?'라는 질문은 그날부터 지금까지도 제가 해결해야 하는 숙제입니다.

4학년 때 정부 기관인 한국대학교육협회와 세명대학교에서 지원해주는 글로벌 현장실습프로그램에 합격해 2달간 미국 플로리다병원(Florida Hospital)과 착한사마리아인 요양병원(Good Samaritan Nursing Home)에서 인턴십을 할 수 있는 소중한 기회를 얻었습니다. 미국 감염간호사 자격이 있으신 김경미 교수님께서 함께 미국으로 가서 현장지도를 해주셨어요. 교수님께서는 특히 미국의 의료정책과, 그 속에서 미국 간호사와 한인 간호사의 역할 그리고 한국에 아직 정착되지 않은 전문간호사 제도에 대해 심도있게 공부할 수 있도록 지도해주셨어요. 병원과 요양원에서 실습하면서 마취전문간호사, 아동전문간호사, 성인전문간호사, Chief

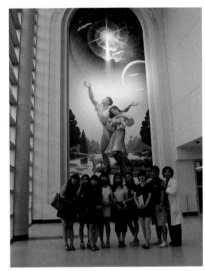
▲ 플로리다병원 인턴십

Nursing Officer 그리고 간호사 출신의 병원장 등을 만났습니다. 그들의 전문 간호영역과 역할에 큰 감명을 받았어요. 저도 그들처럼 전문적인 간호를 제공해, 환자들이 질병에서 회복하고 꿈을 실현할 수 있도록 돕는 간호 리더가 되고 싶다고 생각하게 됐죠. 또, 미국 간호사들이 병원경영 전반에 활발히 참여하는 것을 보고 언젠가는 병원이나 의료 기업을 경영하는 CEO가 되고 싶다는 꿈을 품게 됐어요.

어릴 적 꿈이었던 장교로서의 군 복무는 어땠나요?

대학 졸업과 동시에 군사교육 및 의무 훈련을 받고 국군청평병원에서 소위로 간호장교 일을 시작했어요. 나라를 지키기 위해 고생하며 훈련하다가 다치거나 질병을 얻게 된 장병들을 간호하는 일은 절대 쉽지 않았죠. 의무 사령부 소속 국군청평병원은 설립 60년이 넘어 시설이 오래된 병원이지만, 의료 물품과 수술 물품은 가장 좋은 것을 쓸 수 있었고, 물품 걱정, 돈 걱정 없이 양질의 간호 서비스를 제공할 수 있어서 정말 좋았습니다. 2년 동안 정형외과 병동, 외과 병동, 신경외과, 신경과에서 부선임 간호장교로 일했고, 그 후에는 집중관찰실과 응급실에서 일하며 장교로 임무를 수행했어요. 초번과 밤번 근무 땐 간호과장 부장님을 대신해 선임 간호장교로서 병원 간호 인력과 환자들을 관리해야 해서 큰 책임감이 따랐습니다. 하지만 젊은 환자들이 무서운 속도로 건강을 회복하고 병원을 퇴원하는 모습을 보면 참 보람되고 행복했죠.

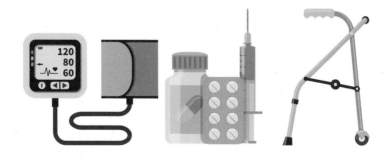

미국
전문간호사가
되다

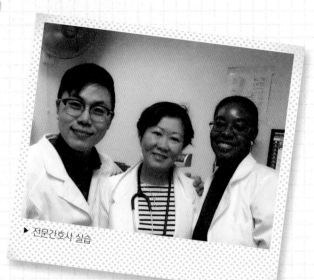
▶ 전문간호사 실습

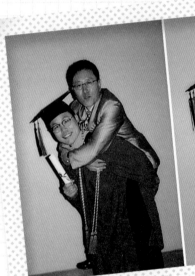
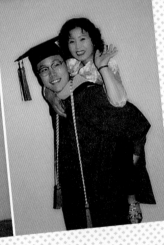
▶ 뉴욕대학교 졸업하는 날, 부모님과 함께

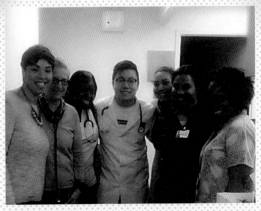
▶ NYU Brooklyn Lagon 실습 동료들과

국가고시를 준비하는 과정은 어렵진 않았나요?

국가고시는 이미 간호학과 4학년 동안 공부했던 내용이어서 2달 동안 열심히 공부해 국가고시에 합격할 수 있었어요. 한국의 국가고시 같은 경우에는 합격률이 96% 이상인 걸로 알고 있습니다. 다양한 기출 문제 유형을 풀어본 게 국가고시에 합격하는데 가장 중요한 방법이었다고 생각해요. 미국 간호사 면허시험인 NCLEX-RN는 영어로 준비를 해야 했고 약 3개월 정도 열심히 기출문제를 풀어보며 준비했어요. 미국 전문간호사 보드시험의 경우에는 평소에 뉴욕대학교 간호대학원에서 열심히 했던 공부가 탄탄한 기초가 되어, 문제 유형만 파악해서 시험을 쳤는데 좋은 결과를 얻을 수 있었습니다.

Question **미국 전문간호사제도가 궁금합니다.**

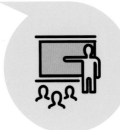

1965년에 시작된 Nurse Practitioner 전문 간호사제도는 현재 미국의 의료시스템에서는 없어서는 안 될 의료전문가들을 양성하고 있으며, 환자에게 더욱 경제적이고 안전한 진료를 제공하고 있습니다. 미국전문간호사는 법적으로 진료 및 처방을 할 수 있고, 수술에 참여하기도 합니다. 미국에서 전문간호사가 되기 위해서는 간호대학원에 진학해야 하며, 40학점 이상의 대학원 수업 이수와 600시간 이상의 NP 임상 실습을 마쳐야 합니다.

Question 국제간호사가 되기 위해선 영어를 잘 해야할 것 같아요. 영어는 어렸을 때부터 준비하셨나요?

초등학교 때까지는 알파벳도 몰랐어요. 중학교 들어가서야 처음으로 알파벳을 완벽하게 외웠죠. 기초 지식이 없으니 어떻게 영어시험을 잘 칠 수 있을지 몰랐어요. 결국 영어 교과서 지문을 모두 암기해서 시험을 봤습니다. 영어 문법에 대해선 잘 몰랐어요. 문법은 대학생이 되어서야 공부를 시작했죠. 영어를 잘하지는 못했지만 잘하고 싶었고, 좋아했어요. 열심히 한 영어공부가 언젠가 기회를 열어 줄 것이라 굳게 믿었거든요. 이런 생각이 뉴욕대학교 간호대학원에서 공부할 때, 빠르게 적응하고 좋은 성적을 받을 수 있는 기초가 되었습니다.

Question 뉴욕대학교에서 석사과정을 밟으셨는데요, 한국과 미국에서 간호학을 배우는 데 차이가 있나요?

07학번 학부생으로 세명대학교에서 간호학을 배울 때는 학문 이론과 개념을 집중적으로 배웠습니다. 당시 4년제 간호학과는 간호계의 리더를 만드는 학위 과정이었죠. 어떻게 보면 간호사뿐만 아니라 간호학자가 되기 위한 소양을 배웠다고 말할 수 있겠네요. 이와 비교해서 미국은 상황에 따른 간호사의 우선순위 파악 및 의사 결정 방법에 초점을 맞춰 공부시킨다는 느낌을 받았습니다. 뉴욕대학교에서 전문간호사 석사과정을 밟는 동안, 학문도 확실히 중요하지만, 환자의 질병을 진단하고 약을 처방하는 방법 등 실제 간호사로서 환자를 돌보는 방법에 대한 실습교육이 많았어요. 뉴욕대학교 학부생들도 간호사정이라는 과목에서 시뮬레이션 교육을 통해 환자의 신체 상태를 자세히 파악하는 법을 배우고요.

한국과 미국의 간호교육 모두 장단점이 있다고 생각해요. 지금은 한국도 간호인증평가를 통해, 제가 간호학을 시작했던 10년 전보다 실무 위주의 교육 비중이 커진 것으로 알고 있습니다.

Question 뉴욕대학교에서 학생들을 가르친 경험도 있으셨다고 들었어요.

석사과정 중에, 졸업 전 두 학기 동안 병태생리학과 성인간호 과목을 뉴욕대학교 간호학 부생들에게 가르칠 감사한 기회가 있었습니다. 간호장교로 일했을 때 의무병에게 심폐소생술(CPR)과 간호 술기를 가르쳤던 강사 경험과 더불어 석사 성적이 좋았기 때문에 좋은 기회를 얻을 수 있었죠.

Question 특별히 관심 있었던 분야와 경험을 들려주세요

미국에서 전문간호사 과정을 시작했을 때부터 뉴욕의 노숙자분들에게 관심이 많았어요. 2016년 가을학기에 'Project Renewal'이라는 병원에서 전문간호사 실습을 했는데요, 그곳은 뉴욕 노숙자들의 일차 진료를 위한 병원이었습니다. 그때 제가 본 노숙자들의 삶은 마치 커다란 숲에 혼자 남겨져 있는 것 같았습니다. 800만 명의 뉴욕 시민들에게 둘러싸여 있지만, 그 누구도 그 아픔을 자처하여 들여다보려 하지 않았죠. 그들을 진료하며 느낀 점은 너무나 간단했습니다. 노숙자들은 도움이 필요하다는 사실입니다. 노숙자의 자립을 위해서는 경제 및 사회적 지지, 의료서비스, 의료보험, 재활서비스, 쉼터, 직업교육, 운송수단 외에도 너무나 많은 것들이 필요하지만, 가장 필요한 건 관심이었어요.

앞으로 저는 지역사회간호사를 통해 노숙자의 일차진료 접근성을 높이고, 건강 유지와 증진을 돕는 방법을 연구하고 싶어요. 노숙자들의 응급실 방문을 줄이고, 천문학적 비용도 절감하면서 그들의 재활 활동을 돕는 방법에 관심을 가지고 지속해서 공부하고 싶습니다.

Question 미국에서 간호사의 인지도나 인기는 어떤가요?

미국의 전문간호사는 미국의 일차보건진료에서 큰 역할을 하므로 많은 환자와 병원 동료들에게 존경받는 직업이라고 느꼈습니다. 미국에서는 간호학과 자체가 굉장히 들어가기가 힘들어요. 한국처럼 대학교에 입학할 때부터 바로 간호학과로 들어가는 것이 아니라 'Pre-Nursing'이라는 해부학, 생리학 등의 선수과정을 듣고 성적이 높은 학생들만 실제 간호학과 (BSN)과정에 진학할 수 있어요. 간호사라는 직업은 간호사 업무뿐만 아니라 교육가, 행정가, 정치가, 사업가 등 다양한 직업으로 가는 발판을 마련해 주기 때문에 많은 학생이 간호학을 공부하려고 해서 입학 경쟁률도 높습니다. 뉴욕의 경우는 간호사가 대형 병원에서 8만 불에서 10만 불 정도의 연봉을 받을 수 있는 직업이고, 전문직이라는 인식이 사회 전반에 넓게 형성되어 있기 때문에 직업 인지도도 높지요.

Question 미국에서 간호사의 승진 체계는 어떻게 되나요?

병원, 클리닉, 학교마다 간호사 승진체계가 다릅니다. 병원에서는 크게 4단계로 간호사 직군을 나눌 수 있는데 바로 전문간호사(NP: Nurse Practitioner), 간호사(RN: Registered Nurse), 준 간호사(LPN: Licensed Practical Nurse) 그리고 간호조무사(CNA: Certified Nursing Assistant)예요. 보통 간호 학사 학위가 있어야 수간호사 등의 직책 이상으로 올라갈 수 있습니다. 미국은 모든 것이 본인의 능력에 달려있다는 생각이 들어요. 능력만큼 진급할 수 있고 다양한 기회가 열려 있습니다.

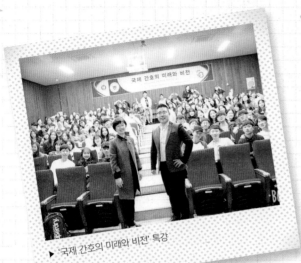
▶ '국제 간호의 미래와 비전' 특강

도전하는
후배들을
위해

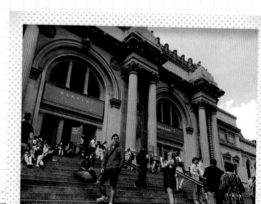
▶ 뉴욕의 일상

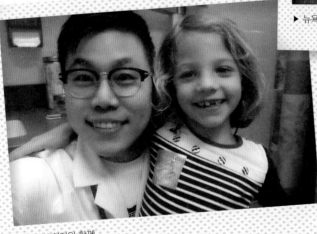
▶ 어린이 환자와 함께

기억에 남는 환자가 있나요?

제가 진료하고 돌봐드렸던 환자 한 분 한 분 모두 기억납니다. 특히 심장병을 앓고 계시던 한국 할머니가 떠오르는데요. 적절한 시기에 관상동맥조영술을 받을 수 있도록 협진을 의뢰했어요. 조영술 후에도 지속해서 치료하고 관리하면서 건강을 잘 돌보실 수 있도록 도와드린 경험이 참 감사한 기억으로 남아있습니다.

Question **도전하는 과정에서 찾아오는 슬럼프는 어떻게 극복하나요?**

그 힘든 간호학 공부를 하면서 힘들었던 순간에도 포기하지 않은 이유는 '꿈' 때문입니다. 간호학을 배우는 학생 때, 간호장교로 복무할 때, 뉴욕대학교에서 공부할 때에도 삶은 시련과 고난의 연속이라는 걸 크게 느꼈어요. 마음속에 품었던 꿈은 제가 흔들릴 때마다 중심을 잡고 살 수 있도록 만드는 묵직한 힘이었습니다. 어떤 과정이든, 인내하고 늘 꿈을 향해 도전하면 분명히  좋은 날이 올 거라고 믿었어요. 그 덕분에 간호학 공부를 시작하고 10년 동안 많은 간호 리더를 만났고, 다양한 나라에서 살아있는 간호를 체험할 수 있었어요. 간호 장교로 명예롭게 나라를 위해 일할 수 있었고요. 지금은 미국 전문간호사로서 환자를 진료하면서 사람을 살리는 일을 하고 있죠. 그동안 세웠던 인생의 여러 가지 목표가 꿈을 넘어 현실이 되었습니다. 지금도 제 꿈은 현재진행형입니다.

Question 다음 목표는 무엇인가요?

　얼마 전 예일대학교 공중보건학 석사 학위 과정에 합격해 건강정책과 행정을 깊이 있게 배우기 위한 준비하고 있어요. 임상에서 환자를 진료하면서 배운 것을 환자에게 적용해보고 싶습니다. 몇 년 후 간호학 박사 학위에 진학해서 간호 교육학, 의료 경영학 및 의료법 공부도 계속 하고 싶어요. 지역사회 및 국제 의료 문제를 전문적으로 연구하고 해결 할 수 있는 리더가 되고 싶기 때문이죠. 언젠가는 간호전문가들과 함께 메디컬센터와 간호대학을 설립해서 세상을 보다 건강한 곳으로 만들 거에요! 꿈은 늘 현재 진행형이고, 앞으로도 더 큰 꿈으로 변할 거로 생각해요.

Question 운영하고 계신 블로그를 소개해주세요.

　한국 간호학과 학생들과 현직 간호사들이 미국에서 간호사 혹은 전문간호사가 되기를 원합니다. 하지만 목표를 성취하는 방법이 막연해서 포기하거나, 그 과정이 힘들어서 좌절하기도 하는 게 현실이에요. 제가 품었던 목표와 준비 과정을 다른 사람들과 나눠야겠다고 생각했어요. 2017년 3월부터 '김민재 미국 전문간호사의 꿈을 이루어가는 공간'이라는 블로그를 시작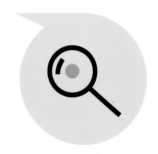

했습니다. 미국 전문간호사에 대한 정보, 미국 간호대학원에 지원하는 방법, 간호사로서 꿈을 이루어가는 방법 등을 포스팅하며 간호 후배들을 멘토링하고 있죠. 블로그뿐만 아니라 'Two NP's Story'라는 유튜브 채널도 운영하고 있습니다. 뉴욕대학교 출신 전문간호사와 한인 미국 간호대학생들과 함께 미국 전문간호사에 대한 정보를 제공하는 채널이에요.

Question **'국제간호리더협회'도 설립하셨다고 들었어요.**

뉴욕대학교 간호대학원을 졸업할 때 'Adult-Gerontology Program'에 한국인 졸업자가 저밖에 없었습니다. 2017년인데 말입니다. 많은 한국 후배들이 미국 간호사, 미국 전문간호사, 국제간호사에 도전하기를 바랐어요. 국제간호리더협회를 만들어 세계 간호, 더 나아가 국제보건의료의 수준을 한 단계 올리고 싶다는 꿈이 생겼습니다. 2018년 초에 한국에 들어와 세명대학교, 한서대학교, 안동대학교, 대구대학교, 신한대학교 등 총 9개의 대학에서 '국제 간호사의 비전과 전망' 특강을 했어요. 2018년 5월에는 서울, 대구, 부산에서 '나는 국제 간호사다' 특강과 세미나도 개최했죠. 이 활동에서 우리 간호인들이 더 나은 단계로 나아가고자 하는 꿈과 열정이 있다는 걸 깨달았습니다. '간호인은 가장 좋은 곳에서, 가장 좋은 교육을 받을 권리가 있다'라는 모토를 가지고 '국제간호리더협회(KINLA, Korean International Nursing Leaders Association)'를 만들었어요. 6월 23일 제1회 KINLA 서울신라호텔 국제 간호 콘퍼런스를 통해 650명이 넘는 간호인들과 함께 간호인의 국제적 비전과 전망에 관해서 이야기를 나누고 '국제간호리더협회(Korean International Nursing leaders Association)'의 발족식을 성황리에 마쳤습니다.

 간호사를 꿈꾸는 친구들에게 한 마디 부탁드려요.

한국에 있는 많은 청소년과 간호 후배들이 전문간호직이라는 꿈에 도전하길 기대합니다. 사람을 살리는 간호를 하는 간호사, 전문간호사, 간호과학자가 되어 세계의 간호와 의료를 이끌어 가기를요! 저 또한 선배로서 여러분의 꿈이 이루어질 수 있도록 열심히 돕겠습니다. 시간을 내어 공부하는 것은 자신의 목숨을 써가며 공부한다는 것입니다. 목숨을 걸고 공부하면 좋은 일이 있을 것입니다.

"Fight for your dreams, and your dreams will fight for you!"

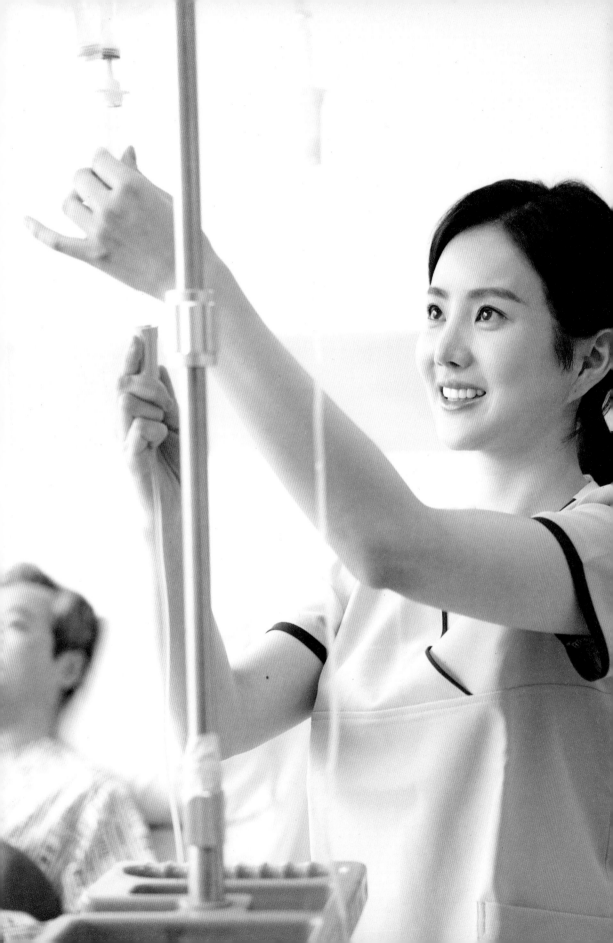

과거로 돌아간다면 그때처럼 열심히 할 수 있을까? 주어진 매 순간에 최선을 다했다. 치열한 입시를 지나, 간호학과 1기로 입학했다. 앞에서 이끌어줄 선배는 없었지만 스터디 클럽을 만들어 친구들과 똘똘 뭉쳐 공부하러 다녔다. 모성간호학 실습에서 생명의 탄생을 마주하는 일은 무척이나 떨렸다. 잘해야 한다는 긴장감이 가득했던 실습생 시절을 지나고, 지금은 신경과 간호사로 일하고 있다. 간호사는 생각보다 어려운 직업이었다. 아프고 힘든 상황 때문에 예민한 환자와 보호자를 대하는 일은 쉽지 않다. 하지만 밤샘 근무로 고생이 많다며 다독여주시는 분, 손수 가져오신 다과를 나눠주시는 분들께 큰 힘을 얻는다. 앞으로는 동료들이 함께 일하고 싶은 똑똑한 간호사로 더욱 성장할 나를 그려본다.

나은병원 신경과·내과 병동 간호사
김혜영

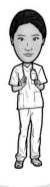

● 현) 나은병원 신경과, 내과 병동 간호사

청운대학교 간호학과 졸업
김혜영 간호사 블로그 주소: blog.naver.com/khyasdf12

간호사의 스케줄

김혜영
간호사의
하루

나이트 근무 기준 입니다.

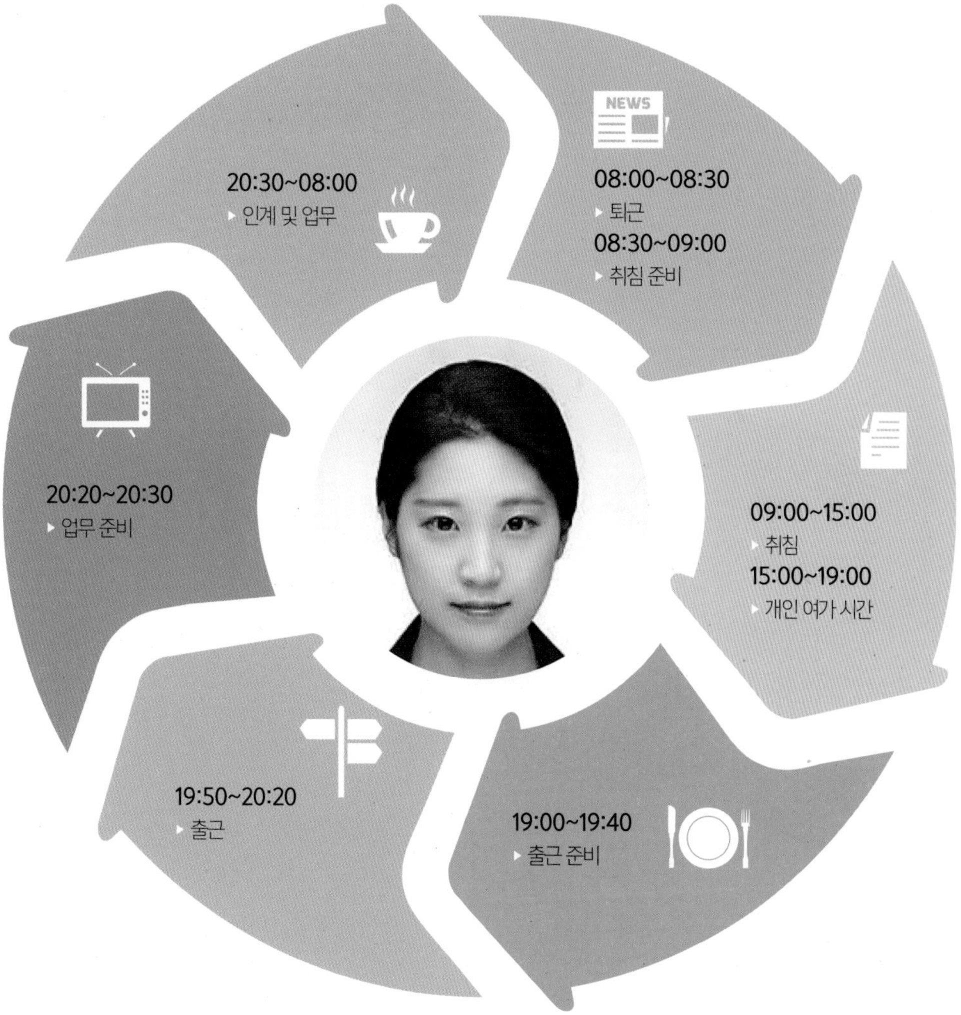

20:30~08:00
▶ 인계 및 업무

08:00~08:30
▶ 퇴근
08:30~09:00
▶ 취침 준비

09:00~15:00
▶ 취침
15:00~19:00
▶ 개인 여가 시간

19:00~19:40
▶ 출근 준비

19:50~20:20
▶ 출근

20:20~20:30
▶ 업무 준비

그 때만큼
열심히
공부하진
못할거야

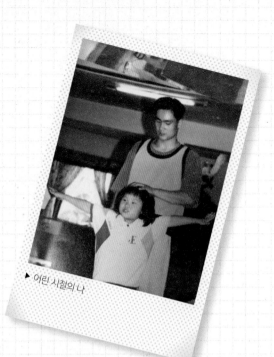
▶ 어린 시절의 나

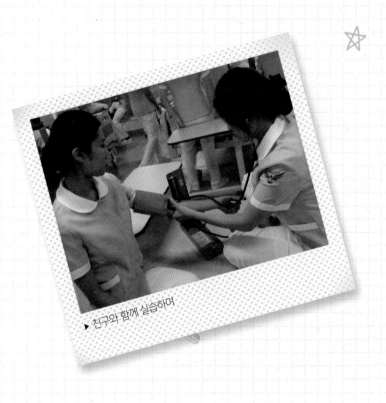
▶ 친구와 함께 실습하며

Question 어떤 학생이었나요?

　할 일을 꾸준히 했어요. 열심히 공부하는 학생이었죠. 필기하기를 좋아해서 좋아하는 색깔 펜을 쓰고, 필기감이 좋은 펜을 기억해두곤 했어요. 필통도 엄청나게 컸죠. 필기하다가 마음에 드는 볼펜이 없으면, 당장 사러 나가야 할 것 같은 마음이 들기도 했어요. 깔끔하게 정리된 노트를 보면 기분이 좋았답니다. 어렸을 때부터 교회를 다니면서 임원 활동을 하기도 했고, 사람들 앞에서 노래를 부르고, 찬양 인도를 하기도 했어요. 처음에는 사람들 앞에 서는 게 떨렸는데 적응이 된 덕분인지 나중에는 덤덤하게 곧잘 하게 되더라고요. 하지만 여전히 다른 곳에서 앞에서 서게 되면 떨리곤 해요.

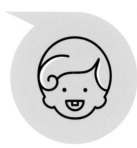

Question 문과, 이과 중 어떤 계열이었나요?

　이과였어요. 간호사가 되고자 하는 사람은 이과에 가야 한다고 생각했거든요. 문과를 가도 간호사를 할 수 있지만요. 국어와 생물, 화학을 좋아했는데 과학은 모두 이과 과목이라 이과를 선택했습니다. 어렸을 때부터 국어 과목을 잘한다는 소리를 들었어요. 문학작품을 읽는 것도, 문제를 푸는 것도 재밌었죠. 생물 과목은 생명과 관련되어 있어서 흥미롭게 공부했어요. 인체의 신비를 공부하는 것이니까요. 화학은 어렵긴 하지만, 정답이 딱딱 맞아떨어져서 좋았어요.

간호사를 꿈꾸기 시작한 시기는 언제인가요?

중학교 2학년 때부터 간호사를 꿈꿔왔어요. 어떤 계기로 간호사를 하고 싶어 했는지는 잘 기억나진 않는데 확실한 끌림이 있었어요. 돈이나 가족의 영향이 기준은 아니었거든요. 중간중간 '간호사를 꿈꾸는 것이 맞는 것일까?'라고 생각한 적도 있었어요. 다른 직업들을 고려해 보기는 했지만, 결국 저는 간호사를 바라보게 되더라고요. 부모님은 적극적으로 찬성하셨어요. 간호사가 전문직이어서 그런지도 모르겠네요. 당시에 부모님께서 제게 기대하던 직업이 딱히 없었기 때문에 제 선택을 지지해주신 것 같아요. 지금은 제 동생도 응급실 간호사로 일하고 있고, 친척 동생도 간호사가 되고 싶어 한답니다.

간호학과 대학에 입학하기 위한 노력이 궁금해요.

간호학과 학생들끼리는 대학 생활이 고3의 연장이라고 말하기도 합니다. 아무래도 고등학생 때처럼 꾸준히 공부해야 해서일 거예요. 다들 "내가 고3 때 이렇게 공부했으면 더 좋은 대학을 갔겠다!"라고 하는데, 저는 반대였어요. 고등학교 3학년 때만큼은 절대 다시 못 할 것 같아요. 그땐 친구들이 저를 보고 미친 듯이 공부한다고 했어요. 책상에 말 걸지 말아 달라고 써놓고 공부하곤 했거든요. 씻고 준비할 때에도 영어 테이프를 듣고, 버스에서도 책을 봤죠. 버터링 과자를 사다가 독서실에 가서 먹으며 스트레스를 풀었어요. 한 번은 '천사와 악마'라는 영화를 본 적이 있어요. 그렇게 놀지도 않고 공부만 하다가 영화를 보니까 엄청 재밌더라고요. 아직도 잊히지 않아요.

대학 생활은 어떠셨나요?

대학에 입학하고 처음에는 적응을 못 했어요. 원했던 학교가 아니라서 스트레스였거든요. 편입이나 반수, 재수를 생각해 볼 수도 있지만, 고3 때 공부를 너무 열심히 해서 수험 생활을 또 겪고 싶지 않더라고요. 2학기부터 친구들과 친해지며 적응해 나갔습니다.

우리 학교엔 제가 입학하는 해에 간호학과가 생겼어요. 제가 간호학과 1기였죠. 원래 선배들이 있어야 어울려 놀고, 대학 문화도 배우고 즐기는 건데 그런 점이 없어 아쉬웠습니다. 학교 수업이 끝나면 기숙사에 가서 컴퓨터를 하곤 했었죠. 공부뿐만 아니라 생활 패턴이 고등학생 생활과 별반 다를 것이 없었어요. 간호학과 일정이 빡빡하다 보니 학과 안에서는 동아리 활동을 하는 사람들이 거의 없어요. 아쉬움이 남죠. 다시 대학생으로 돌아갈 수 있다면 동아리를 해 보고 싶어요. 제가 춤을 좋아해서 춤 관련 동아리에 들어가 보고 싶네요. 학교 축제를 해도 교수님이 간호학과는 술을 팔면 안 된다고 하셔서 주점은 열지 못했어요. 대신 카페를 열어 음료를 판매하곤 했어요. 낮에는 혈압이나 혈당 체크를 해 주고요. 대신 학교에서 스터디 그룹을 지원해줘서, 전공수업이 끝나고 나면 친구들과 스터디를 했어요. 청학동에 모여 공부하듯 말이에요. 각자 잘하는 과목을 하나씩 맡아서 강의를 하기도 하고, 쪽지 시험을 보기도 했죠. 스터디가 끝나면 도서관으로 갔죠. 가끔은 공부에 지쳐 휴게실에서 쉬다가, "아, 진짜 하기 싫다. 술 마시러 갈래?"하고 놀러 가기도 했어요. 그 시절이 나름대로 재밌는 추억으로 남아있네요.

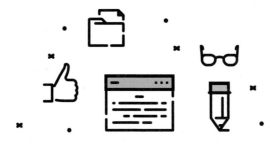

가장 좋아한 과목과 가장 싫어한 과목은 무엇이었나요?

가장 좋아한 과목은 정신간호학이에요. 정신간호학은 정신 병리적으로 질병 상태에 있는 환자를 간호하거나, 개인 정신건강을 유지하고 증진하기 위해 예방하고 재활하는 학문이에요. 대인관계나 정신·사회적 기능을 유지하고 관리해주죠. 심리와 관련된 것을 좋아해서 재미있게 느껴졌어요. MBTI, 애니어그램, DISC 등을 통해 사람의 성향을 파악하는 방법도 배우고, 사람들이 행동할 때 어떤 방어기전을 쓰는지도 배워요. 정신 질환과 각 질환의 증상도 배우고요. 독특한 증상들이 신기했죠.

가장 싫어한 과목은 보건통계학이었어요. 보건통계학은 출생, 질병, 사망 및 보건에 관련된 여러 현상에 대해 기술통계학적 및 추측통계학적 방법을 도입해 그 현상들의 일반성이나 규칙성을 파악하고, 그 현상을 제시하는 학문이에요. 나아가 그 현상들이 어떻게 변할지 확률적으로 추론해내고요. 쉽게 말해 논문 쓸 때 이용되는 자료처럼 보건과 관련된 항목으로 통계를 내는 거예요. 모집단을 점검하고, 이 결과가 유의미한지 무의미한지 판단하는 내용이 나오는데 무슨 이야기인지 잘 몰랐죠. 이걸 왜 해야 하는가 싶어서 별로 좋아하지 않았어요.

병원 실습 경험을 들려주세요.

병원 실습을 나가기 전날은 정말 떨렸고, 실습에 가서는 눈치를 많이 봤어요. 아무래도 학교도 아니고 제 장소도 아니다 보니 더 그랬던 것 같아요. 간호사 선생님들이 일하는 데 방해가 되진 않을까 노심초사하기도 했죠. 앉아 있어도 된다는데 계속 서 있고요. 잘해야겠다는 부담도 컸는데, 대학교와 간호학과가 많아지면서 실습지 경쟁력도 필요했거든요. 좋은 병원이라면 우리학교 학생들이 갈 수 있도록 해 달라고요.

일단 실습을 나가면 간호사 선생님들을 따라다니면서 관찰하는 게 대부분이었어요. 환자를 장소에 맞게 데려다주고, 약국에서 약을 가지고 오고, 환자의 혈압·혈당·열을 재는 일을 주로 했습니다. 모든 과를 다 돌아다녀 보니 '모성간호학'이 가장 좋았어요. 모성간호학은 분만실, 수술실, 산부인과에서 실습하는 것이에요. 그곳의 간호사 선생님들이 친절하신 것도 한 몫 하기도 했어요. 실습 당시 분만실에서 아이를 낳는 것도 보고, 수술실에서 제왕절개를 하는 것도 봤어요. 분만실에서 산모가 아이를 낳은 뒤, 남편분이 감격하는 모습을 보니 정말 감동적이었어요. 출산 과정이 아름다워 보이더라고요. 반면에 분만실에서 자연분만하는 과정을 지켜보면서 '아, 나는 자연분만은 못 하겠다.'라고 생각하기도 했답니다. 그리고 산모들이 젖몸살이 일어나 유방 마사지하는 것을 돕기도 했어요.

Question 국가고시는 어떻게 준비하셨나요?

4학년이 되면 교수님들이 국가고시에 대해 많이 말씀해주세요. 대한간호협회에서 국가고시 문제를 모아 발간한 책이 있는데, 그 책의 문제 유형과 비슷하게 학교 중간고사와 기말고사 문제를 내셨어요. 특강을 해 주기도 하시죠. 그때부터 틈틈이 준비했답니다. 교수님들께선 수업 후 바로 도서관에 가라고 하셔서 야간자율학습처럼 오후에도 공부하고, 겨울방학에는 독서실에서 다녔어요. 본격적으로 국가고시 준비할 때는 대한간호협회에서 나오는 문제집과 퍼시픽 요약집을 보며 공부했죠. 문제를 많이 풀어보고, 모르는 부분은 공책에 정리한 뒤 시험 전에 계속 그 공책만 봤습니다.

Question **병원 취업은 어떻게 준비하셨나요?**

　　간호학과 학생들의 95%가 국가고시에 합격하기 때문에, 국가고시 합격 전 병원에 원서를 미리 넣어요. 원하는 병원에 한 뒤, 붙으면 'WANTED'를 쓰라고 하죠. WANTED에 제가 원하는 과를 작성하면 된답니다. 하지만 주로 신규 간호사들은 자리가 없는 곳에 배치되는 편이고, WANTED에 쓴 과가 자리가 마침 비어 있으면 그 과에 배치해 주어요. 저는 지금 일하고 있는 병원이 첫 직장이랍니다. 실습 당시 이 지역, 저 지역을 옮겨 다니며 실습했던 것이 힘들었어요. 2주씩 고시원에 살면서 실습을 했는데, 좁고 지저분한 고시원 환경에 적응하는 것이 어려워서 병원을 선택할 때 집 근처에서 다닐 수 있는지를 기준으로 삼았어요. 마침 지금 다니고 있는 병원이 집에서 대중교통으로 15~20분 거리라 정말 편하게 다니고 있답니다.

Question **간호사가 되는 데 학력이 크게 중요한가요?**

　　큰 대학병원에 가고 싶으면 아무래도 그 병원과 연관된 대학을 나오는 게 좀 더 유리할 수 있겠죠. 그런 경우가 아니라면 학벌이 크게 중요하지는 않은 것 같아요. 예전에는 병원에서 뽑는 간호사 인원에 제한이 있어서 취업이 어려웠지만, 현재는 포괄간호서비스*로 인해 병원에서 필요한 간호사가 더 늘어났거든요. 요즘은 유명한 대학 출신이 아니더라도 대학 병원에 취업하기도 한답니다. 그 외의 경우로는 커리어를 쌓고 싶다면 학벌이 중요할 순 있겠죠. 간호사들이 대학원을 많이 가긴 하지만, 임상에서 경력을 쌓는 경우도 많으니 그 역시 병원마다 다른 것 같아요.

> **잠깐! "간호·간병통합서비스(구 포괄간호서비스)"란 무엇인가요?**
> 보호자 없는 병원, 즉 간호사와 간호조무사가 한 팀이 되어 환자를 돌봐주는 서비스를 이름. 간병인이나 가족 대신 간호사가 중심이 돼 병간호와 간호서비스를 제공하는 서비스를 이른다. 즉, 간호사가 입원 병상의 전문 간호서비스를 24시간 전담하고, 간호조무사는 간호사와 함께 보조 역할을 수행해 개인적으로 간병인을 두거나 보호자가 환자를 돌보지 않고도 입원 생활을 편안하게 유지할 수 있는 서비스다.

휴학한 적도 있나요?

휴학은 하지 않았습니다. 1학년부터 4학년까지의 커리큘럼을 마치고 바로 졸업했어요. 제가 병원 취업을 알아볼 당시에는 병원에서 면접을 볼 때, 휴학 경험이 있거나 나이가 많으면 별로 좋아하질 않았거든요. 간호조직이 다소 보수적인 경향이 있어서 그런 것 같아요. 만일 혹시라도 휴학했다면 그 기간 동안 의미 있는 활동을 했는지 확인하더라고요. 저 역시도 '굳이 휴학을 해야 하나'라는 생각에 안했죠. 대체적으로 대다수의 간호학과 학생이 휴학을 많이 하는 편은 아닌 것 같아요. 제 체감상으로 10명 중 1명이 할까 말까 정도인 듯합니다.

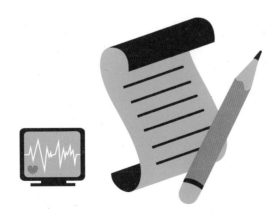

교대근무는
서로 협업이
필요해!

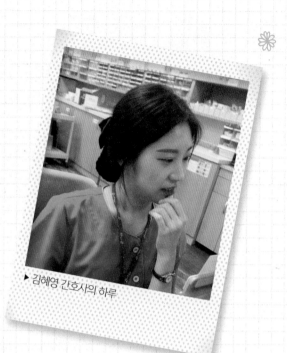

▶ 김혜영 간호사의 하루

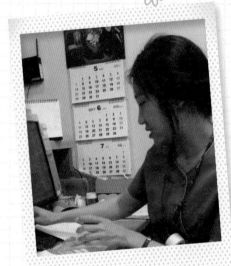

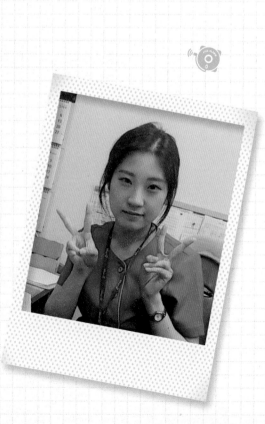

Question 지금 일하고 계신 병원과 하는 일을 소개해주세요.

제가 일하는 병원은 인천 서구에 있는 나은병원입니다. 내과 병동에서 일하다가 지금은 신경과병동으로 부서를 이동하여 신경과 간호사로 일하고 있어요. 신경과 환자를 주로 받되, 내과 환자들도 받고 있기 때문에 내과와 신경과 간호사라고 보면 될 것 같아요. 신경과는 뇌졸중 계열의 질병 비율이 높아서 MRI를 많이 찍어요. 뇌졸중 환자들은 주로 몸에서 한쪽만 힘이 빠지는데, 어느 쪽이 얼마나 힘이 빠지는지 체크하고 물리치료를 받도록 도와주죠.

Question 간호사가 된 후 첫 업무는 무엇이었나요?

처음에는 환자를 관찰했어요. 바로 프리셉터(preceptor) 기간인데, 신규 간호사들이 간호업무와 병원 생활에 잘 적응할 수 있도록 경력 간호사가 일대일로 교육하는 거예요. 가르치는 사람을 '프리셉터', 배우는 사람은 '프리셉티'라고 하죠. 신규 간호사는 프리셉터를 쫓아다니면서 환자 케이스를 살펴보고, 환자 상태를 확인합니다. 그리고 시험을 봐요. 이 약은 무슨 약인지, 이 용어는 무엇인지 등을 테스트하죠. 환자들의 혈당과 혈압을 재고, 약을 나누어주는 일도 합니다. 그 뒤에는 환자에게 주사를 놔요. 중간중간 시험도 보며 한 달간의 프리셉터 - 프리셉티 관계에서 독립하게 되죠

Question 간호사가 되기 전에 상상했던 간호사의 생활과 실제 간호사의 생활은 같은가요, 다른가요?

다른 것 같아요. 우선 서비스직이 힘들다는 게 가장 크게 느껴집니다. 환자나 보호자가 예민하다 보니 간호사들이 치이는 경우가 많죠. 대신 간호사를 하기 전에는 어른을 대하기가 어려웠는데, 지금은 어른 대하기도 자연스러워졌어요. 반면 업무적으로는 큰 간극이 없었어요. 학생 때 제가 배우고, 생각했던 것과 유사했습니다. 다만 학생 때는 학문으로만 배웠기 때문에 막연했던 걸 지금 보면 '아, 이런 내용이었구나!'하고 잘 이해되는 부분이 있죠. 임상에 있다가 공부를 했다면 더 머릿속에 의학 지식이 더 잘 들어오는 거 같아요.

Question 근무 형태는 어떻게 되나요?

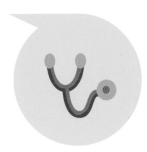

간호사들은 대체로 3교대 근무를 합니다. 데이, 이브닝, 나이트 근무로 나뉘는데, 데이 근무는 오전 6:30부터 오후 2:30, 이브닝 근무는 오후 1:30부터 오후 9:30, 나이트 근무는 오후 8:00부터 오전 8:00까지 입니다. 다른 병원에 비해 우리 병원 나이트 근무는 시작 시각이 조금 빠른 편이에요. 참고로 액팅 간호사들은 간호에 쓰일 물품을 세야 하므로 30분 더 일찍 온답니다. 쉬는 날은 '오프(off)'라고 불러요.

또 업무수행 방식은 간호사가 소속된 병원마다 다르겠지만, 팀 널싱(team nursing)을 하는 병원과 펑셔널 널싱(functional nursing)을 하는 병원으로 나뉩니다. 팀 널싱은 간호사 한 명이 환자 전체를 다 간호해요. 간호사 한 명이 15명의 환자를 맡는다고 가정해 볼게요. 환자 15명의 피 검사를 하고, 먹는 약을 주고, 주사를 놓고, 오더를 픽업하죠. 반면 펑셔널 널싱은 업무 역할이 구분돼 있습니다. 펑셔널 널싱은 연차에 따라 액팅(acting) 간호사와 차지(charge) 간호사로 나뉘어요. 연차가 낮으면 액팅 간호사, 연차가 높으면 차지 간호사의 역할을 하게 되죠. 차지 간호사들은 의사의 오더를 파악하고 전산 작업을 하고, 액팅 간호사는 차지 간호사의 지시에 따라 혈압과 혈당을 잰 뒤 주사를 놓습니다. 저희 병원은 펑셔널 널싱을 해요. 그래서 신규 간호사 때 완전히 독립한 다음에는 액팅 간호사의 역할을 했답니다. 지금은 연차가 쌓였기 때문에 차지 간호사로서 업무를 하고 있어요.

Question 환자를 맡는 방법이 따로 있나요?

병원마다 다르지만, 근무 시간마다 간호사 배치 인원이 조금씩 달라요. 우리 병원은 데이와 이브닝 근무에는 3명, 나이트 근무에는 2명의 간호사가 배치됩니다. 병동에서 데이 근무와 이브닝 근무 때는 환자를 반씩 나눠서 전담해요. 차지 간호사 한 명당 환자 20명 정도예요. 반면 나이트 근무 때는 차지 간호사가 40명의 환자를 다 봅니다. 액팅 간호사는 근무 시간과 관계없이 모든 환자들을 간호하고요. 하지만 데이와 이브닝 근무 때는 미드(MID) 근무를 하는 간호사 선생님과 함께 액팅을 합니다. 아무래도 미드 근무(오전 9:00~오후 5:00)를 하는 선생님과 근무 시간이 겹치니까요. 그리고 제가 일한 시간 동안 일어난 일을 반드시 다음 근무자에게 넘겨주어야 합니다. 같은 병동에서 함께 일하는데, 누군가가 일을 늦게 하면 다른 사람들에게 피해가 가기도 하죠.

Question 교대근무가 힘들진 않나요?

교대근무는 연차와 경력이 쌓인 지금도 힘들어요. 밤을 새우는 일이 많으니 피부 트러블도 생기곤 해요. 그리고 웬만한 간호사들은 '불면' 경험이 있을 거예요. 나이트 – 오프 – 데이 순으로 근무하면 계속 밤을 새우다가 아침에 퇴근하고 쉰 다음, 그날 밤에 자고 새벽에 일어나야 하죠. 하지만 그 전부터 밤에 잠을 자지 않았으니, 당연히 쉽게 잠들 수가 없어요. 심할 땐 잠이 너무 안 오고 속상해서 운 적도 있었어요. 술기운에라도 자 보려고 맥주에 빨대를 꽂고 마셔보기도 했죠. 수면제를 먹는 간호사들도 많답니다. 대학생 때만 하더라도 잠이 많은 편은 아니었는데, 교대근무를 하다 보니 피곤해서 잠이 많아지더라고요. 10시간씩 자게 되고, 하품이 연거푸 나와요. 신규 간호사 당시에는 적응하느라 힘들어서 그러겠거니 생각했는데, 해를 거듭할수록 더 하네요.

Question 휴무는 원하는 날짜에 정할 수 있나요?

일반 회사원이라면 반차나 연차 등을 쓸 수도 있겠지만, 간호사들은 스케줄 근무제로 돌아가면서 쉬어야 해서 휴가나 리퀘스트(다음 달 오프 신청)도 기간이 겹치지 않게 써야 해요. 심지어 인력이 없는 경우엔, 휴가를 못 쓰기도 해요. 그리고 근무 일정이 다르니 간호사 친구들과 만나기가 어렵기 때문에, '마이듀티'라는 어플을 설치해서 매달 근무를 맞춰보기도 한답니다.

만약 당일에 너무 아파서 결근하게 될 경우엔 우선 스케줄을 짜는 수간호사 · 주임 간호사님께 말씀드린 뒤 오프를 받아야 해요. 그럼 원래 그 날 휴무였던 간호사가 대신 근무를 해주어야 합니다. 제가 이브닝 근무였는데 오프를 받게 되었다면, 데이 근무였던 간호사가 이브닝 근무까지 하게 되죠. 이걸 간호사들끼리는 '데브닝(DAY+EVENING)'이라고 불러요. 그러다 보니 간호사들은 함부로 결근을 못 해요. 남한테 피해를 주면서 쉬는 거니까요. 그래서 아파도 꼭 출근하게 됩니다. 어떤 간호사는 인플루엔자에 감염되어 열이 38~39도까지 올랐는데도 주사를 맞은 뒤 마스크를 쓰고 일을 하더라고요.

교대근무 말고도 어려운 일이 있을 것 같아요.

환자 양상을 확인하기 위해 대소변을 봐야 할 경우들이 있어요. 예를 들면, 위장 출혈이 있는 경우엔 대변 색상이 매우 중요해서 확인을 해 봐야 해요. 환자에게 대변을 볼 때 물을 내리지 말고 저희를 부르라고 하죠. 밥을 먹다가도 환자가 부르면 대변 색상을 확인하고 이상이 있을 시에는 사진을 찍어 병동에 공유하거나 의사에게 직접 보여주죠. 저는 비위가 약한 편은 아니라서 그렇게 거북하지는 않은데, 비위가 약한 사람들은 정말 싫을 수 있겠죠? 한번은 할아버지가 보호자 없이 입원하셨는데, 침대에 설사하신 적이 있어요. 간호조무사나 청소 여사님들이 24시간 계시는 건 아니라서 저희가 치워야 하는 경우도 있죠. 할아버지께서 부끄러우셨는지 수건과 환자복으로 혼자 침대를 닦고 계시더라고요. 그 모습이 안타까워서 저희가 치우겠다고 하고 치워드리기도 했어요. 그 외에도 환자 폐에 물이 찬 것을 빼느라 복수를 보기도 하고, 어쩌다 몸에 튀는 경우도 있어요. 기관지가 삽관되어 있을 땐 가래 석션을 하다가 가래가 얼굴에 튀기도 하죠.

Question 육체적 · 정신적 피로는 어떤 방법으로 해소하나요?

주로 잠을 잡니다. 종합 비타민을 챙겨 먹기도 하고요. 원래 둔한 편이라 비타민이 효과가 있는지는 잘 모르겠지만, 몸에 좋겠거니 하면서 먹곤 해요. 그 외에도 한동안은 요가 학원에 다니며 플라잉 요가를 했어요. 사진동호회에 가입해서 출사를 나간 적도 있죠. 카메라 사용법을 배우려고 나간 것이라 어마어마하게 사진을 잘 찍고 온 것은 아니지만, 꽤 재밌었어요.

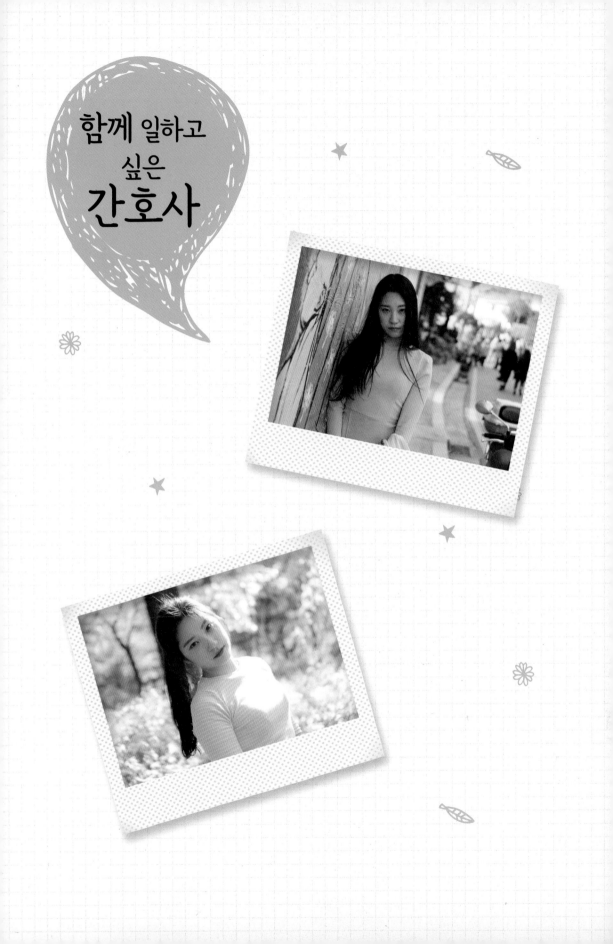

함께 일하고
싶은
간호사

기억에 남는 환자가 있나요?

만성 폐쇄성 폐 질환 할머니가 생각나요. 항상 말씀을 재미있게 하시고, 볼살이 있는 귀여운 외모의 분이셨어요. 할머니께서는 양쪽 머리에 스티커를 붙이시곤 "아유 골치야"라고 하시고, "나 왔슈"하며 대변약과 이뇨제를 달라고 하셨어요. 할머니는 폐 질환이 있으신데도 불구하고 흡연을 하셨는데, 절대 담배 피우시면 안 된다고 일러드리곤 했지요. 물론 데이 근무 출근을 하다가 병원 앞에서 담배를 피우시는 모습을 종종 볼 때마다 안타까웠어요. 할머니께서 돌아가시던 날 "땅에 흙으로 보탬이 되러 간다"고 하신 말씀이 아직도 기억나요. 병원 생활을 하면서 죽음을 흔하게 접하는데, 그 할머니가 돌아가셨을 때는 왠지 모르게 울컥했습니다. 작년 즈음의 일인데 아직도 잊히지 않네요.

죽음을 가까이에서 자주 접하는데, 후유증은 없나요?

저는 없어요. 그저 '아, 이게 돌아가신 거구나' 느끼죠. 대신 환자가 사망할 때 보호자의 반응을 보면 그 사람이 어떻게 살아왔는지 간접적으로 알게 돼요. 어느 암 환자는 가망이 없어서 임종 전 통증 관리를 하기 위해 입원하셨어요. 그분이 살 날이 얼마 남지 않았다는 걸 이미 보호자들이 알고 있었음에도, 돌아가실 때 눈물을 많이 흘리시더라고요. 반면에 어떤 보호자는 환자가 죽기만을 기다리는 경우도 있어요. 보호자들도 지쳐서 그랬을 수도 있겠죠.

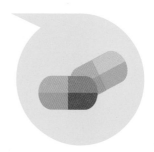

힘들게 하는 환자들도 있나요?

한번은 금단현상이 온 환자가 있었어요. 금단 증상 중 헛것이 보이고, 공격적으로 성격이 변하는 DT 현상이 있어요. 그 환자가 술을 끊자 금단현상으로 폴대를 휘두르고, 주먹질하고, 발로 물건을 차더라고요. 그런 상황을 마주하면 힘들어요. 슬프게도 이런 일이 종종 일어납니다. 술을 매일 마시던 사람들이 술을 끊으면 이런 반응이 오곤 해요. 간호사를 하면서 술과 담배가 더 싫어졌어요.

그리고 천식인데도 불구하고 담배를 끊지 못하고, 간이 좋지 않아 입원했음에도 불구하고 몰래 술을 마시는 사람들이 있죠. 퇴원하면서 술, 담배를 금지해도 퇴원하면서 다시 술을 먹는 사람들이 참 많아요. 그런 환자들을 볼 때 과연 간호하는 것이 의미가 있을까 싶을 때도 있습니다. 밑 빠진 독에 물 붓는 느낌이랄까요? 치료에는 환자의 협조가 굉장히 중요해요. 의료진의 치료도 필수이지만 환자가 자기 관리를 해 주어야만 효과적인 치료가 되거든요. 예를 들어, 당뇨 때문에 혈당을 재고 인슐린을 쓰는데, 환자는 과일이나 간식을 먹으면 의미가 없죠. 규칙적인 식사를 하고, 운동을 하고, 간식도 안 먹으면 치료가 될 텐데 말이에요.

간호사라는 직업을 갖고 나서 건강관리에 더 신경 쓰실 것 같아요.

숨만 쉬면서 누워만 있는 환자들이 있어요. 콧줄과 소변줄을 꼽고 있죠. 그런 환자들을 보면서 저는 그렇게 죽고 싶지 않다는 생각을 했어요. 그저 오래 살기보다는 건강하게 살아가고 싶다는 생각이 들어요. 예전에는 밀가루 음식도 많이 먹었는데, 이제는 되도록 밥을 먹고, 간도 싱겁게 먹습니다. 한약을 먹다가 간 수치가 높아져서 온 사람들이 많아서 저도 웬만하면 한약을 안먹으려고 해요. 항생제는 염증이 생기지 않게 돕긴 하지만 내성이 생기고, 독한 약은 간과 신장에 무리를 주기 때문에 양약도 좋아하진 않아요.

Question
간호사 업무 중 우리가 잘 모르는 업무도 있나요?

문서 작업이나 콘퍼런스도 합니다. 문서 작업은 예를 들어, 소변줄이 있는 환자나 낙상 고위험군 환자 관리를 어떻게 하고 있는지 등을 매일 체크하면서 전산에 입력하는 거예요. 콘퍼런스를 열어 한 달에 한 번씩 케이스 스터디도 진행해요. 환자 한 명의 증상을 보고 이 환자의 질병에 대해 말하고, 어떻게 간호를 할 것인지에 대해 이야기를 나누는 시간을 갖는 거죠. 이 밖에도 병원, 병동에 따라 매달 해당 부서와 관련된 의학 정보에 대해 시험을 보기도 해요.

종종 간호사들이 병원과 관련된 콘텐츠를 만들기도 합니다. 예를 들면 손 씻기 동영상이나 표어 포스터, 환자 안내 4행시 짓기 등이죠. 유튜브나 인터넷에서 병원 UCC 영상 등을 보신 적 있나요? 병원 홍보 동영상이나 질병 예방 동영상 등을 신규 간호사들이 만들곤 합니다.

Question
근무해보고 싶은 부서가 있나요?

3교대는 체력 소모가 커서 상근직으로 부서를 옮겨보고 싶다는 생각을 했습니다. 얼마 전 간병관리실에서 인력을 구한다고 해서 부서를 옮기려고 했어요. 법적으로 3년 이상의 연차를 지닌 간호사만 부서를 옮길 수 있었는데, 당시에 제 연차가 2년 8개월이라 연차가 모자라서 부서를 옮길 수 없었죠. 그 점이 아쉬운 것 같아요. 사람에게 많이 치이지 않고, 제 지정 자리와 컴퓨터가 마련되어 있는 부서에서 일을 해보고 싶습니다.

간호사로서 언제 자부심을 느끼시나요?

환자 상태가 좋아져서 퇴원할 때 자부심을 느껴요. 그리고 고맙다는 말을 들을 때 참 뿌듯해요. 간호사 일은 아파서 예민해진 환자들 때문에 속상할 일도, 상처받을 일도 많은 편이에요. 계속 성질을 내시는 환자도 있고, 분명 말씀하셨던 사항에 대해서 그렇게 말 한 적이 없다고 잡아떼시는 분들도 많죠. "야"! 하고 부르시는 분들도 있는데 꾹 참고 일할 때가 많았어요. 그렇지만 나이트 근무를 하느라 고생한다고 하면서 걱정해주시는 분들도 계시고, 할머니, 할아버지 환자분들이 간호해 주어서 고맙다며 작은 간식을 주기도 하셔요. 그 음식이 무엇인지를 떠나서 마음을 고스란히 전달받죠. 따지고 보면 저는 해야 할 일을 한 것뿐인데 말이에요. 그런 분들을 보면 더 감사한 마음을 느끼고 간호사 일에 보람을 느낍니다.

학생들에게 간호사라는 직업을 추천하시나요?

'간호사' 하면 떠오르는 '백의의 천사' 이미지가 전부는 아닙니다. 간호사가 되어 일했을 때, 정말 행복할 것 같다면 간호사를 하라고 말해주고 싶어요. 간호사가 되기로 선택하는 이유는 여러 가지가 있을 거예요. 간호사를 오랫동안 꿈꿔온 사람일 수도 있지만, 간호사를 전문직으로 인정해주는 사회 분위기 때문에 선택한 사람도 있고, 취업이 잘 되기 때문에 선택한 사람도 있죠. 조건을 보고 선택하기에 간호사는 쉬운 직업은 아닙니다. 충분히 심사숙고해 보기를 권해요. 생명을 다루는 일이다 보니 절대 가볍지 않은 일이에요. 글을 잘 못 쓰면 지우고 고치면 돼요. 하지만 환자에게 실수하면 되돌릴 수 없죠. 3교대 근무로 인해 불면증이 생겨서 정신과 상담을 받는 간호사들도 있습니다. 또, 간호학과에 진학한다면 간호사가 될 수 있다는 장점이 있지만, 동시에 간호계에서만 일할 수 있다는 단점이 있어요. 보건 교사 등으로 진로를 돌릴 수는 있지만 다른 직종으로 방향을 바꾸기에는 다소 애매하거든요. 이런 점들을 충분히 고려하고 선택하면 좋겠네요!

Question 다시 직업을 선택한다고 해도 간호사를 선택할까요?

다른 직업을 선택 해 볼 수도 있을 것 같아요. 학창 시절엔 '간호사가 되고 싶다!'라고 막연하게 생각했지만, 지금은 간호사 생활을 겪어봤잖아요. 근무 환경, 직장 분위기, 연봉, 복지를 꼼꼼하게 검토한 다음 간호사보다 좋은 것이 있다면 그 직업을 선택하지 않을까요?

Question 앞으로 어떤 간호사로 남고 싶으신가요?

똑똑한 간호사가 되고 싶어요. 성격과 일 처리 면에서 동료들에게 인정받아 함께 일하고 싶은 간호사요. 아직 갈 길이 멀지만 그런 유능한 간호사가 되고 싶어요.

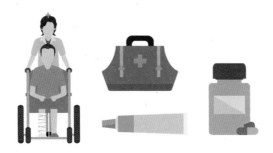

처음으로 초등학교에 입학한 날, 선생님은 낯선 곳에서 엄마만큼 따뜻하게 맞아주셨다. 오랫동안 '초등학교 선생님'이 되고 싶다는 꿈을 품었다. 하지만 기대 이하의 수능 결과에 꿈은 무너졌다. 새로운 진로를 고민하다, 의료진의 잘못된 판단으로 한쪽 눈의 시력을 잃으신 아버지가 떠올랐다. 환자를 가장 우선으로 생각하는 의료진이 되겠다고 마음먹었다. 간호학 공부는 그 양이 끝도 없었지만, 교육학 공부를 함께 하며 교생 실습까지 마쳤다. 열정적으로 뛰어다닌 대외 활동은 더 큰 안목을 갖게 해 주었다. 이제는 암병원에서 환자를 위해 뛴다. 환자에게 도움이 되기 위해서 언제나 최선을 다한다. 늘 좋은 결과만 있는 건 아니지만, 완치에 가깝게 호전된 암 환자를 볼 때나, 기관절개관을 빼고 즐겁게 노래하는 걸 볼 때 기쁨이 차오른다. 톤즈에 희망을 심은 이태석 신부처럼, 여러 사람에게 아름다운 향기를 남기는 사람이 되고 싶다.

삼성서울병원 암 병동 간호사
이아름

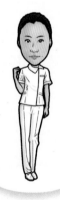

● **현)** 삼성서울병원 암병원 췌담도, 간암, 대장암, 격리(VRE) 병동 간호사

세명대학교 간호학과 졸업

간호사의 스케줄

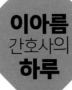

이아름
간호사의
하루

이브닝 근무 기준 입니다.

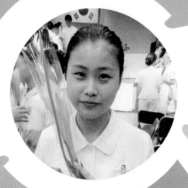

23:00~24:00
▸ 퇴근
24:00~익일 09:00
▸ 취침 준비 및 취침

09:00~13:00
▸ 기상 및 개인 여가 활동
13:00~14:00
▸ 출근

20:00~21:30
▸ 병실 라운딩 처치
21:30~22:30
▸ 추가 처방 확인,
액팅 및 인계 준비
22:30~23:00
▸ 이브닝/나이트 인수인계

14:00~15:00
▸ 환자파악 및 물품 카운트 체크
15:00~15:30
▸ 데이/이브닝 인수인계

18:00~20:00
▸ 투약, 익일 처방 확인,
시술 및 검사 전 설명, 퇴원 준비

15:30~16:00
▸ 정규 병실 라운딩
16:00~17:30
▸ 투약, 활력 징후 측정, 처방 확인 및
액팅 처치

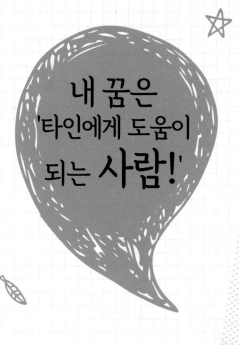

내 꿈은
'타인에게 도움이
되는 사람!'

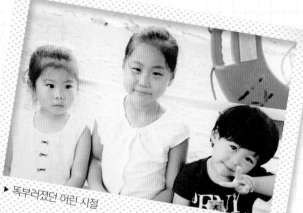

▶ 똑부러졌던 어린 시절

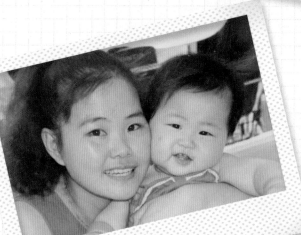

▶ 엄마와 함께

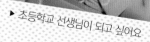
▶ 초등학교 선생님이 되고 싶어요

학창 시절, 어떤 학생이었나요?

학창 시절은 세 단어로 요약할 수 있어요. '도전', '열정', '노력'이에요. 다양한 분야에 관심과 애정이 많았고 늘 도전했습니다. 독서 논술, 과학 상상화 그리기, 독창 등 여러 대회에 나갔어요. 특출한 재능이 있다기보단 성과를 내려고 노력했습니다. 결과가 좋았을 때도, 나빴을 때도 있지만 대부분 'That's OK!'라고 생각했어요. 모든 걸 경험이라고 생각했죠. 초등학교 때는 반장, 부반장이나 각종 부장을 도맡아 했어요. 패기 넘치게 전교 회장 선거에도 나갔던 기억이 나요. 강당에서 학생들에게 큰절을 올리면서 전교 회장 선거 유세를 했던 기억이 아련하네요.

어릴 적부터 간호사가 되고 싶었나요?

여러 가지 직업에 관심이 많았지만 간호사가 되고 싶다고 생각한 적은 단 한 번도 없었어요. 겁이 많아서 피를 보는 건 상상할 수도 없었죠. 제가 '꿈'을 이야기 할 때 늘 '초등학교 선생님'이 빠지지 않아요. 저에게 초등학교 선생님은 단순히 직업이라기보다는 '사람'을 의미했어요. 제가 처음 만난 초등학교 선생님은, 학교라는 낯선 환경에서 엄마만큼이나 따뜻한 분이었죠. 저 역시 그런 선생님이 되고 싶었어요. 초등학교 선생님이 되기 위해 열심히 공부했지만 수능은 제게 높이었습니다. 수능을 치른 날, 간절히 바라던 꿈을 위해 해왔던 공부의 결과는 처참했어요. 12년 동안의 노력이 배신당했다는 생각에 일주일씩이나 밥도 먹지 않았어요. 나에 대한 좌절, 다른 사람의 판단에 대한 불안과 창피함도 밀려왔고요. 그렇게 첫 꿈은 좌절됐죠.

그럼 '간호사'라는 직업에 관심을 두게 된 계기가 있나요?

　꿈이 언제나 아름다운 계기로 생겨나진 않는 것 같아요. 제가 간호사, 엄밀히 말하면 의료진을 꿈꾸게 된 계기는 아버지의 눈에 대한 사건이었습니다. 아버지는 건강검진에서 뇌혈관에 문제가 있다고 해서 수술을 받으셨어요. 수술을 마치고 병실로 돌아온 날 오후부터 아버지의 오른쪽 눈에 통증이 생기고 시야는 점점 흐려지기 시작했어요. 의료진은 "그런 경우도 있어요. 시간이 지나면 괜찮아질 거예요."라는 말만 반복했죠. 아버지의 눈의 통증과 흐려짐은 계속되는데 누구도 봐주질 않았어요. 그들의 말과는 다르게, 시간이 지나도 오른쪽 눈은 회복되지 않고, 결국 시력을 잃게 되셨습니다. 환자인 아버지와 보호자인 어머니는 병원에서 그저 힘없는 약자였어요. 제대로 된 치료 없이 내쫓기듯 병원을 나오고 말았어요. 신뢰가 필요한 곳에서 이런 일이 일어났다는 것에 대한 배신감과 분노가 치밀었죠. 더는 이런 피해자가 있어서는 안 된다고 생각했습니다. 다신 병원 근처에도 안 갈 거라고 다짐하기도 했어요. 그 후 아버지는 오른쪽 눈이 없는 삶에 적응하며 기운을 차리셨고, 저 역시 병원에 대한 분노가 점차 사그라들었어요. 다시 일상으로 돌아와 학업에 집중했죠. 그러다 수능이란 문턱에 걸려 넘어진 날, 초등학교 선생님이 아닌 다른 진로 대안을 마련해야 했습니다. 그때 옛일이 생각났어요. 환자를 우선으로 생각하는 의료진이 되어야겠다고 생각했습니다. 정직하고 신뢰를 주는 간호사가 새로운 목표가 되었죠. 돌이켜 생각해보면 새로운 꿈은 특별한 것이 아니었어요. 제 꿈은 '교사'나 '간호사'보다는 '타인에게 도움이 되는 편안한 사람'이 더 맞는 것 같아요. 제 가치관을 실현할 수 있는 방법의 하나로 '직업'을 선택한 거죠. 교사와 간호사 모두 제 가치관에 잘 맞는 직업이라고 생각해요.

Question

대학 진학 후, 간호학 공부만으로도 그 양이 많았을 텐데, 교육학 공부와 교직 이수까지 하셨다니 대단해요.

선생님이 오랜 꿈이었기 때문에 대학에 입학할 때부터 교직 이수를 꼭 할 거라고 다짐했어요. 교육학은 흥미로웠어요. 간호학이 아닌 다른 분야 공부를 함께 하는 거라 더 즐거웠죠. 제가 대학교에 다니던 당시에는 간호학과 전체 인원 중 10%에게 교직 이수 기회가 주어졌어요. 본인 의사가 가장 중요하지만, 하고 싶어도 학점이 좋지 않으면 교직 이수 기회가 없었기 때문에 학점 관리를 열심히 했죠. 교직 이수를 하지 않는 친구들보다 더 많은 수업을 들어야 했고, 실습 조정도 해야 했지만 선택에 후회는 없었어요. 학교 실습은 제 인생에서 최고로 행복한 순간이었습니다. 선생님이 되고 싶던 꿈 때문일까요? 잠도 못 자고 수업 준비를 하는 데도 전혀 힘들지 않았어요. 보건교과는 비교과 과목이라 담임도 하지 않고 수업도 없지만, 학교에서 배려해주셔서 부담임도 맡게 됐고, 수업 기회도 얻었어요. 반짝이는 눈으로 수업을 경청하는 아이들이 그렇게 예쁠 수가 없었죠. 그 아이들에게는 제가 수많은 교생 선생님 중 한 명이지만, 제게는 처음이자 마지막 학생이라서 큰 의미가 있어요. 당시 중학생이던 아이들이 벌써 대학생이 됐는데요, 예쁘게 큰 모습을 보니 신기하고 대견해요.

Question

간호학 과목 실습은 어떻게 하는지 궁금해요.

간호학과 학생들은 병원 실습에 나가기 전에 학과 친구들을 대상으로 기본 간호실습을 합니다. 환자에게 하는 정맥주사(IV), 피하, 근육주사(SC, IM) 등을 서로 해보는 거예요. 항문으로 약을 넣어 배변을 돕는 관장, 입으로 식사할 수 없는 환자에게 관을 삽입하여 음식을 제공하는 경관영양(feeding)도 하죠. 이렇게 병원 실습 전에 환자에게 할 수 있는 모든 간호를 하는 이유는 기술을 습득할 뿐만 아니라 환자가 느끼는 감정과 어려움을 알고 더 나은 간호를 제공하도록 하기 위해서예요. 모든 실습을 마무리하는 마지막 단계에서는 시뮬레이션 실습을 합니다. 상황에 따라 그에 맞는 간호를 하는 건데요, 정신간호실습의 경우는 연극 영화과 학생들이 정신과 증상을 연기하면 저희가 올바른 중재를 하는 식으로 진행됐어요. 그 외 분야 실습은 인형을 가지고 했습니다. 인형과 연동된 컴퓨터로 설정값을 입력하면 인형이 다양한 반응을 나타내면서 상황이 주어집니다. 대부분 학생이 경험이 부족한 탓에 올바른 판단을 못해서 인형이 빈번히 사망했어요. 저도 마찬가지였죠. 인형에 'sublingual(설하)'로 약물을 투약하라는 처방이 있었는데, 단어를 제대로 못 알아듣고 팀원들과 약물을 'subcutaneous(피하)'로 주입하여 인형을 사망하게 하였습니다. 이 실습을 하면서 과연 내가 임상에서 일해도 되는지 크게 고민했어요. 시뮬레이션 실습을 하고 나서 자존감만 떨어졌고, 경험이 부족한 상황에서 경험한 이 실습이 도움이 될까 의아하기만 했었죠. 이후에 병원에서 시뮬레이션 실습 상황으로 경험했던 사례를 실제로 겪게 되었을 때, 저도 모르게 실습 경험대로 빠르게 판단하고 간호를 수행하는 모습에 놀랐어요. 시뮬레이션 실습이 매우 중요하단 걸 알게 됐죠. 간호실습을 모두 마치면 병원 실습을 앞두고 나이팅게일 선서식을 합니다. 서로가 꿈꾸던 간호사가 되자고 친구들과 함께 다짐했죠.

Question 병원 실습은 한 병원에서만 하나요?

제가 다닌 대학교는 대학병원이 없었기 때문에 3학년부터 방학 기간 동안 다양한 병원으로 실습을 나갔어요. 여러 병원에서 실습하게 되면, 다양한 환경의 병원을 경험해볼 수 있다는 장점이 있죠. 실제로 다음에 병원을 선택할 때도 많은 도움이 됐고요. 실습 병원과 부서는 학과에서 스케줄을 짜주는 대로 움직였습니다. 학교 수보다 실습 병원의 수가 적어서 모든 학생의 선호가 반영되진 않지만, 대부분 모든 부서를 골고루 경험할 수 있도록 스케줄을 짜주셨어요. 학생들이 실습 경험을 못 해보는 부서가 종종 있기도 한데, 저는 유일하게 수술실 실습을 하지 못했는데, 그 부분이 참 아쉬워요.

가장 기억에 남는 실습은 심장내과 실습이었어요. 정해진 정답이 있는 듯한 '심장'은 제가 좋아했던 분야였고, 그래서 더 설레었습니다. 그런데 막상 실습하며 제가 한 일은 혈압 측정뿐이었어요. 특별한 시술이나 검사는 전혀 보지 못했죠. 하지만 환자와 만나 상호작용할 기회를 주셨죠. 병원 선생님들께서도 제게 "잘할 것 같다", "우리 병원에 들어오면 좋겠다"는 칭찬을 많이 해주셨어요. 임상에 자신감을 느끼게 된 실습이었습니다.

기억에 남는 실습이 하나 더 있는데 바로 지역사회실습이에요. 지역사회실습은 보건지소나 보건소에서 하게 됩니다. 가정간호가 주된 실습이었고, 집마다 돌아다니면서 두세 명이 조를 이뤄 혈압 측정, 혈당 관리, 우울증 관리 등 필요한 간호를 수행했습니다. 실습이라기보다는 마치 할머니 댁에 놀러 가는 듯해 즐기면서 할 수 있었죠. 한 할머니는 아무도 오지 않는 집에 와줘서 고맙다는 말씀을 하셨는데, 그때의 쓸쓸한 마음이 오래도록 기억에 남았어요. 퇴근길에 버스를 놓치면 한 시간이 넘도록 다음 버스를 기다려야 했지만, 마을회관에서 부쳐주신 할머니 표 부침개를 먹느라 일부러 버스를 놓친적도 있답니다. 별것도 아닌 이야기를 나누고 나면 서로가 행복해지는 기분을 느꼈어요.

Question 병원 실습을 하며 힘들었던 점도 있나요?

한 병원마다 2주간 실습을 나가면 그 2주 동안은 고시원에서 살았어요. 처음에는 고시원 생활이 익숙하지 않은 탓에 조금 어려웠어요. 매번 이사하는 것도 힘들었고요. 누우면 발끝이 닿을 듯한 침대, 앉으면 바로 팔을 내려놓을 수 있는 책상, 침대에서 내려오면 발바닥 위로 한 뼘 정도 남는 바닥 공간. 창문도 없어 시계가 없으면 지금이 밤인지, 아침인지 알 수 없었던 공간. 2년간의 방학 동안 그런 생활을 반복하다 보니 결국에는 익숙해지긴 했지만, 고시원으로 이사 다니는 삶은 조금 우울했던 것 같아요.

Question 대학 시절, 교내 활동 외에 다른 활동도 하셨나요?

어린 시절의 도전 정신은 대학생이 되어서도 이어졌어요. 다양한 교내 공모전에 참여했습니다. 독후감은 기본이고, 영화 평론을 해서 프레젠테이션을 하기도 했죠. 이런 경험이 쌓이고 쌓이다 보니 보물 같은 자료가 되더라고요. 열정과 노력에 대한 보상은 저절로 따라왔습니다. 교내 학습법 특강에 강사로 서 달라는 부탁을 받기도 했답니다. 그 중 특별히 기억에 남는 건 보건복지부에서 주최하는 '금연 서포터즈' 활동이에요. 금연을 주제로 하는 다양한 활동을 기획하고 주최했습니다. 학교와 지역 축제에서 부스를 꾸려 금연 홍보를 했어요. '그미여니'라는 팀의 리더를 맡는데, 팀원들의 역량을 최대한 끌어내려고 노력했죠. 팀원들의 의견을 최대한 수렴해 의사결정을 했습니다. 시행착오도 있었지만, 활동을 하나둘 해 나가면서 훌륭한 팀원이자 리더의 역량을 쌓을 수 있었어요. 금연 서포터즈는 전국구 활동이었기 때문에 다른 지역팀과 함께 기획할 기회도 많았어요. 자연스럽게 교외의 다양한 분들을 만날 수 있었죠. 제가 활동할 당시 WHO 담배규제기본협약(FCTC)을 체결하는 행사가 한국에서 열렸어요. 운 좋게 협약을 체결하는 순간에 참여할 기회도 얻을 수 있었습니다. 서포터즈 활동을 마무리하며 보건복지부 장관상을 받는 기쁨도 있었답니다. 이 경험을 통해 그동안 제가 '우물 안 개구리'였다는 사실을 깨달았고, 더 큰 안목을 가질 수 있게 됐어요. 여러분도 꼭 학창시절에 대외 활동을 해보기를 추천해요!

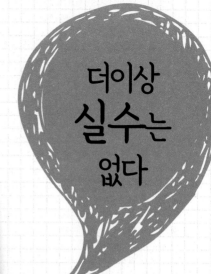
더이상
실수는
없다

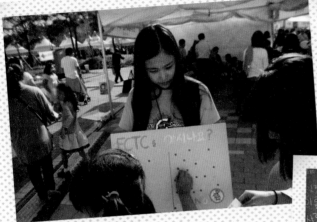
▶ 금연 홍보 활동

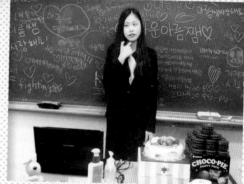
▶ 교생 실습 마지막 날

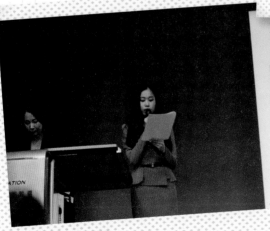
▶ 간호 연구 수업 논문 발표

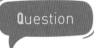

Question 근무하시는 병원과 하고 계신 업무를
소개해 주세요.

제가 근무하는 곳은 상급종합병원인 삼성서울병원입니다. 본관, 별관, 암병원, 양성자센터가 있고, 중환자실과 병실을 모두 합쳐 약 1900 베드예요. 약 2600명의 간호사가 근무하고 있고, 병원 내에서 근무하는 인력은 약 7700명이나 됩니다. 저는 암병원에서 근무 중입니다. 암병원 외래에만 8,000~10,000명의 환자가 방문하는데, 엄청난 숫자죠. 우리 병원의 암병원에는 암교육센터가 있어요. 암 환자 분들이 암을 진단받은 후에도 삶의 질을 높게 유지할 수 있도록 다양한 교육을 하는 곳이죠. 암 환자와 가족에게 희망을 주는 장소라고 생각해요.

저는 주로 췌, 담도암, 대장암, 간암, VRE 격리 환자를 보고 있습니다. 그중에서도 수술이 불가능해서 항암 화학요법이 필요한 환자를 담당해요. 최근 암 발생률이 높아지고, 진단 연령은 낮아지고 있어요. 하지만 그에 맞게 다양한 치료 방법이 제시되고, 비교적 완치율도 높아지고 있습니다. 하지만 췌장암은 병이 많이 진행된 경우 손을 쓸 새도 없이 빨리 진행되는 경우가 많아요. 그래서 환자에게 전문적인 간호를 제공하는 것만큼이나 심리적, 정서적 간호가 매우 중요하다고 생각해요. 업무를 하면서 틈틈이 환자, 보호자와 대화를 많이 나누려고 노력합니다.

Question 신입 간호사 시절을 돌아보면 어떤 일이
가장 먼저 떠오르나요?

사령식이요. 사령식은 병원의 간호사로 임명장을 받는 행사입니다. 사령식을 하면서 '그동안 열심히 했구나'라고 스스로 칭찬했어요. 사령장을 받는 순간 눈물이 왈칵 쏟아질 것

같았죠. 선생님이 되는 데 좌절한 후 저 자신이 실망스럽기만 했는데, 정말 일하고 싶던 병원에서 제 꿈을 이룬 거니까요. 더 열심히 해야겠다고 마음먹었어요.

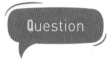 **간호사가 된 후, 학생 때 기대하거나 상상한 것과 달랐던 점이 있나요?**

　선생님들만 쫓아다니던 실습과는 다르게 직접 일을 하게 되니 실습 때 본 병원의 모습과는 전혀 달랐어요. 긴박하고 소란스러웠습니다. 아침이고 밤이고 수많은 기계 소리, 환자의 앓는 소리, 보호자의 탄식 소리는 병실을 가득 메웠어요. 현실의 고통은 텔레비전에서 보던 고통과 비교할 수 없었고, 간호사의 업무 강도 역시 마찬가지였어요. 환자를 위해 더 열심히 배우고 일했습니다. 병동 배치가 정해지면 병동 업무를 눈으로 익히는 시간이 있는데요, '섀도잉(shadowing)'이라고 부르는 시간이에요. 그날 봤던 첫 환자는 관찰실에서 심율동전환(Cardioversion)을 하고 있었습니다. 부정맥이 발생했을 때 부정맥을 교정하는 방법의 하나예요. 당시에는 왜 그런 걸 하는지도 제대로 알지 못한 채, 그저 정신없이 움직이는 선생님들의 모습이 당황스럽고 어렵게 다가왔죠. 백지가 되어 병원으로 온 것 같았습니다. '그 비싼 학비를 주고 도대체 학교에서 뭘 배웠지?'라는 의문이 들었어요. 처음부터 다시 배운다는 생각으로 아기가 첫걸음을 떼듯이 배워나갔습니다. 스스로 공부하기 힘든 부분은 유튜브 영상을 찾아보며 과정을 익혔어요. 병원의 다양한 실습 프로그램을 찾아 수강하고, 논문도 찾아보고요. 물론, 최근에 학교에서 배운 내용을 다시 들춰보니 제가 지금 하는 일이 다 들어있었지만요. 그만큼 신규 간호사가 되어 병원에서 한 업무는 학교에서 배운 것과 괴리감이 느껴질 정도로 새로웠습니다.

신입 간호사 시절에 실수도 했나요?

약을 잘못 투약한 적이 있어요. 환자에게 약물을 투약할 때는 '5 Right'을 점검해야 합니다. 환자 이름, 약 이름, 용량, 경로, 시간, 이 다섯 가지가 모두 맞는지 확인하는 것이죠. 한 환자가 수술 전에 장 준비를 하기 위해서 먹는 변비약을 처방받았어요. 그런데 제가 외과 환자 수술 준비 경험이 부족한 상태에서, 약을 빨리 줘야 한다는 생각에 사로잡혀 실수하고 말았습니다. 환자에게 입으로 먹는 변비약을 전달해야 되는데, 항문으로 넣는 관장약을 드렸어요. 변비약과 관장약의 이름이 같았거든요. 퇴근하고 집에 돌아갔는데, 프리셉터 선생님이 제게 전화하셔서 "너 때문에 수술 못 하면 어쩌려고 하니!"라고 호통을 치셨죠. 그때 화끈거리던 얼굴과 두근대던 가슴이 아직도 생생하게 기억나요. 다행히 그 환자는 다음날 수술을 잘 받았습니다. 관장약 덕분에 변을 더 잘 봤다며 호탕하게 웃으셨다고 하더라고요. 정말 운이 좋았죠. 그럴 수 있다며 다음부터 조심하라는 프리셉터 선생님의 토닥임에 눈물이 날 뻔했답니다. 그 날 이후로는 실수를 한 번도 안 했어요. 작은 실수 한 번으로도 환자의 치료 계획이 바뀔 수 있고, 생사를 결정할 수도 있기 때문에 간호사는 실수에 인색합니다. 매 순간 긴장하고 있어요.

간호 근무에 대해 더 자세히 알고 싶어요.

간호사는 보통 3교대로 근무를 하고, 최근 2교대 도입도 늘어났습니다. 주로 3교대 근무를 하므로 3교대에 얘기해볼게요. 3교대는 데이(DAY) - 이브닝(EVE) - 나이트(NIGHT)로 구성되고 8시간씩 근무합니다. 각 근무 시간은 '전체 인계 - 팀 인계 - 업무'의 큰 틀로 구성돼요. 세부 업무는 투약, 시술 보내고 받기, 기본 간호(식사 제공, 기저귀 교환, 세발 간호, 침상 목욕 등), 환자 입원 및 퇴원, 문제 파악 및 해결, 활력 징후 측정, 간호 기록 등으로 요약할 수 있죠. 3교대 일의 특성상 가장 중요하거나 가장 어려운 업무가 정해져 있다기보다는 각 근무의 상호작용이 가장 중요해요. 데이 근무는 환자에게 행하는 업무의 비중이 가장 커요. 이브닝 근무는 다음 날 처방을 확인하고, 검사를 준비하고, 검사를 앞둔 환자에게 검사에 관해 설명하고, 퇴원 준비도 합니다. 나이트 근무는 데이 근무자가 문제없이 일 할 수 있도록 준비하고, 업무를 최종적으로 확인하고, 환자 업무에 필요한 사항을 전산에 입력합니다.

데이 근무가 끝나면 오후 시간에 쉬거나 친구를 만나고, 취미활동을 합니다. 이브닝의 경우 퇴근하면 밤이라 특별한 일을 할 수 없고, 대신 출근 전에 은행 업무 등 밀린 개인 업무를 봅니다. 나이트의 경우는 퇴근하고 계속 자요. 밤새워 일하면 잠을 많이 자도 너무나 힘들답니다.

Question 간호사라는 직업을 바라보는 주변의 시선은 어땠나요?

어릴 때부터 선생님이 되겠다고 소문을 내고 다녀서 그런지, 전부 의외라고 했어요. 하지만 대부분 '멋지다', '훌륭한 직업이다'라고 긍정적으로 말씀해주셨죠. 간호사의 업무 환경을 아시는 분들은 '힘들겠다', '애쓴다'라고 하셨고요. 아직 의사와 간호사가 상하 관계라고 생각하는 분도 많아요. 실제 환경에서 의사와 간호사는 상하 관계가 아닌, 서로 협력하는 관계랍니다. 이런 인식이 개선되면 간호사의 업무 만족도도 올라가고, 환자에게도 더 질좋은 간호를 제공할 것 같아요.

Question 암병원 간호사의 중요한 역할은 무엇인가요?

외과는 조금 다르겠지만, 내과에서는 항암제 투약이 가장 중요한 역할이 아닐까요? 항암제 투약은 암 환자 치료의 상당한 부분을 차지합니다. 제가 암병원 근무를 시작했을 때도,

항암화학요법 때문에 암병원이 매력적이라고 생각했어요. 항암제 투약은 암병원 간호사만 할 수 있는 역할이라고 생각했거든요. 투약 목적이 암의 치료이지만, 암세포뿐만 아니라 정상 세포까지 손상될 수 있어서 환자에게 다양한 부작용이 있어요. 항암제에 노출되는 게 건강에 좋지 않아서 조제실에서 따로 약이 조제되어 옵니다. 투약하는 간호사도 장갑과 마스크를 착용하고 투약해야 하고요. 그리고 두 명의 간호사가 투약 확인을 합니다. 정확한 시간에, 정확한 속도로 투약했을 때 암이 적절하게 치료될 수 있기 때문이죠.

Question ## 격리 병실에서 특별히 신경 써야 하는 점이 있다면 무엇인가요?

제가 담당하는 업무 중에는 VRE 격리 환자 간호가 있는데요. VRE는 '반코마이신 내성 장알균(Vancomycin Resistant Enterococci)'이에요. 위장관과 배설물로 감염되기 때문에, 이 균에 감염된 환자는 격리해야 합니다. 직장 검사를 하고, 균이 나오지 않았다는 걸 3번 확인하면 격리를 해제합니다. 딱히 치료 약이 있는 건 아니고, 환자가 컨디션을 회복하면 균도 저절로 치유되는 경우가 많아서 시간이 필요하죠. 균 감염과 전파를 막기 위해서 간호사는 간호할 때 긴 팔 가운을 입고, 장갑을 착용해요. 하루에 수십 번 가운을 입고 벗는 일은 업무 시간의 대부분을 차지합니다. 여름에는 긴 비닐 가운 때문에 온몸이 땀으로 젖기도 한답니다. 간호가 끝나면 물비누로 손을 씻는데, 수십 번씩 손을 씻으니 건조한 겨울에는 손이 부르트기도 하고요. 힘들지만 이 규칙을 지키는 이유는 격리 기본 지침이 저를 지키고, 환자 사이의 교차 감염을 막기 때문이에요. 아무리 시간이 오래 걸려도 꼭 지킬 수밖에 없는 가장 중요한 부분이에요.

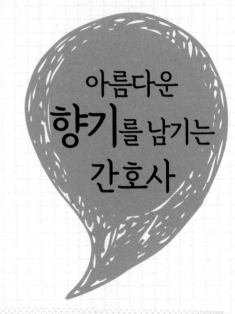
아름다운 **향기**를 남기는 간호사

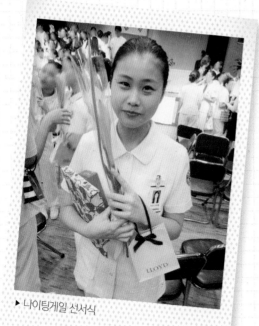
▶ 나이팅게일 선서식

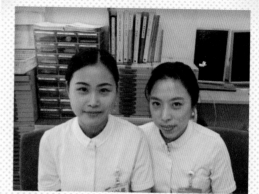
▶ 나의 프리셉터 선생님과 함께

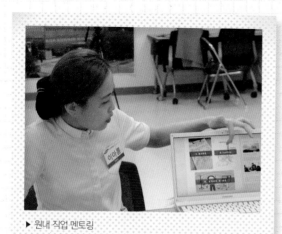
▶ 원내 직업 멘토링

기억에 남는 환자가 있나요?

여자 환자 한 분이 계셨어요. 꽤 젊고, 자녀들도 아직 어렸죠. 그분의 보호자는 저희를 엄청나게 괴롭히셨어요. 의료진에게 적대적이었고, 질문이나 요구도 많았죠. 보통 암 환자의 보호자는 환자 못지않게 우울감, 피로도, 불안도가 아주 높아요. 입장을 바꿔서 생각해보면 보호자 반응이 이해가 되죠. 저는 당시 입사 경력이 얼마 되지 않았던 신규 간호사였기 때문에 그 보호자를 응대하기가 어려웠어요. 그래도 그분을 이해하려고 애썼고, 나름대로 최선을 다했죠. 어느 순간부터 환자와 보호자 두 분 모두 마음을 여는 느낌이 들더라고요. 그 이후 환자분은 저를 늘 '예쁜이'라고 불러주시고, 저만 찾으셨어요. 응대가 까다로웠던 환자나 보호자와 라포르 형성이 잘 되는 것만큼 기쁜 일도 없죠. 하지만 환자 상태가 점점 악화하다가 결국 임종의 순간을 맞이할 준비를 해야 했습니다. 환자분은 임종 직전엔 아무도 알아보지 못하셨어요. 보호자는 물론 자녀들까지요. 저를 알아보지 못하시는 것도 괜히 서운하더라고요. 그때 보호자가 제게 '임종의 순간이 다가왔을 땐 어떻게 해야 하는지' 물어보셨어요. "청각이 가장 마지막에 소실되니, 좋은 말씀을 많이 해주시는 게 좋지 않을까요"라고 대답하면서 목이 메었습니다.

암병원엔 워낙 임종이 많아서, 임종하신 분 중 저와 관계가 돈독했던 환자나 보호자가 기억에 많이 남아요. 환자가 삶의 질을 최대한 유지하면서 치료받을 수 있는 환경을 만드는 게 간호사가 하는 수많은 업무 중 하나라고 생각해요. 임종도 마찬가지죠. 환자의 임종 순간을 편안하게 해드리는 것 역시 아름다운 일이라고 생각해요.

간호사로서 보람이나 자부심을 느낄 때는 언제인가요?

환자의 호전에 제 간호가 도움이 됐다고 느껴질 땐 정말 뿌듯해요. 한 혈액암 환자는 예정된 항암 치료를 모두 마치고 진행한 검사 결과에 암세포가 하나도 없었어요. 거의 완치에 가까운 상태인 환자를 마주했을 때, 그 기쁨은 말로 다 표현하기 어려웠습니다. 그리고 기관절개관을 삽입했던 환자도 생각나네요. 환자의 목에 호흡을 보조할 수 있는 관을 삽입해두었다가 일정 시간이 지나서 관이 더는 필요 없어지면 제거해요. 기관절개관을 삽입한 상태에서는 기도에 공기가 통하지 않아서 목소리가 나오질 않아요. 관이 없어도 숨을 잘 쉴 수 있어야 해서 관을 제거하기까지는 어려움이 많습니다. 기관절개관을 제거하고 환자의 목소리를 듣는 순간만큼은 제가 환자의 가족이 된 것 만큼 즐거워져요. 한 환자는 쉴 새 없이 노래를 부르기도 하셨어요.

간호사에겐 환자를 생각하는 마음이 꼭 필요합니다. 무조건 봉사하고 희생하는 마음을 의미하는 건 아니에요. 환자가 병원에서 치료받는 동안 조금이라도 더 나은 삶을 유지할 수 있도록 관심을 두는 거죠. 이런 마음으로 간호를 하면 환자의 만족도도 증가하고 치료에도 도움이 됩니다. 그래서 저는 최선을 다합니다. 환자에게 언제나 도움이 되기 위해서 말이에요!

 쉬는 날에는 주로 무엇을 하며 시간을 보내시나요?

시간을 유익하게 보내려고 하는 편이에요. 주로 새로운 지식을 배우러 다닙니다. 최근에는 'MBTI'를 배웠어요. MBTI는 개인의 타고난 본성을 16가지로 분류하고, 유형에 따른 특징을 파악하는 거예요. 더 나아가 각 유형에 맞는 삶의 방향도 제시해주고요. MBTI를 통해서 사람의 기질은 다양하다는 걸 배우고, 사람을 깊이 이해하게 됐어요. 또 시간이 되면 진로와 관련한 프로그램을 더 배우려고 생각 중이에요. 그리고 종종 중고등학교에서 강의합니다. 간호사 직업 특강이에요. 또, 우리 병원으로 견학을 오는 학생들에게 병원을 소개하는 프로그램에 참여하기도 하고요. 아이들의 순수함과 열정에 매료되어 제 직업에 대한 더 큰 애정을 가지게 된답니다.

'이모', '언니', '아가씨', '간호원' 등 환자가 간호사를 부르는 호칭이 정말 다양해요. 아직 '간호사'라고 불리지 않는 경우가 훨씬 많습니다. 하지만 과거보다 저희를 '간호사님', '선생님'이라고 불러주시는 환자와 보호자가 많이 늘었어요. 점점 그 역할을 인정받고 있죠. 아직 시간이 더 필요하지만, 긍정적인 시작이라고 생각해요.

또 한 가지는, 남자 간호사가 늘었어요. 첫 남자 간호사가 탄생한 1962년 이후부터 2017년까지 모두 12,676명의 남자 간호사가 배출됐습니다. 2018년 간호국가고시 남성 합격자는 전년도보다 3.8% 더 증가했다고 해요. 예전에는 남자 간호사가 응급실이나 중환자실 같은 특수 부서에 주로 근무했고, 그 수도 많지 않았지만, 최근에는 일반 병동에도 남자 간호사가 늘어났습니다. 제가 근무하는 병동에도 벌써 두 분의 남자 간호사 선생님이 계셔요. 직업에 대한 성 고정관념이 변화하고 있다는 의미지요.

Question 롤 모델이 있나요?

이태석 신부님이에요. 이태석 신부님을 처음 본 건, 크리스마스 특선 영화로 본 영화 〈울지마 톤즈〉였어요. 〈울지마 톤즈〉는 제가 봤던 어떤 영화보다 마음을 따뜻하게 만들어 주었죠. 신부님의 헌신적인 삶은 제게 한 줄기 햇살처럼 다가왔고, 저 자신을 돌아보며 반성하게 됐어요.

톤즈는 아프리카 남수단의 작은 마을이에요. 의료 기관이 없어 외부 손길이 필요한 곳이죠. 그곳에 이태석 신부님이 처음으로 병원을 만드시고, 환자를 치료하셨어요. 매번 먼 거리를 걸어서 진료받으러 오는 환자를 위해 신부님은 이동 진료도 시작하게 됩니다. 톤즈에는 나병 환자가 많았는데, 상처가 덧나는 나병 환자의 발을 보호하고자 그들의 발에 맞는 신발도 만드셨죠. 톤즈의 나병 환자들은 처음 신어보는 신발이었고, 그건 단순한 신발 그 이상의 의미일 거예요. 이태석 신부님은 치료에 그치지 않고 교재를 직접 구해 교육을 시작하고, 음악단도 만들어 톤즈에 평화를 불러옵니다. 안타깝게도 신부님은 대장암 판정을 받게 되는데요, 마지막 순간에도 톤즈에 남아있는 아이들과 환자를 걱정하시고 결국 생을 마감합니다.

이태석 신부님은 이런 말을 남기셨어요. '내 삶에 영향을 준 아름다운 향기가 있다. 가장 보잘것없는 이에게 해준 것이 곧 나에게 해준 것이라는 예수님 말씀. 모든 것을 포기하고 아프리카에서 평생을 바친 슈바이처 박사. 어릴 때 집 근처 보육원에서 본 신부님과 수녀님의 헌신. 마지막으로 열 남매를 위해 희생하신 어머니의 고귀한 삶. 이것이 내 마음을 움직인 아름다운 향기다.' 이태석 신부님은 사람들에게 아름다운 향기를 남기고자 하셨고, 그 향기는 여전히 이 세상에 존재하는 것 같아요. 신부님의 삶에 영감을 받아, 저 역시 여러 사람에게 아름다운 향기를 남기고 싶어요.

Question 앞으로의 목표는 무엇인가요?

단기 목표는 프리셉터를 훌륭하게 해내고 싶어요. 얼마 전에 프리셉터 과정을 이수해서, 이제 우리 병동에 들어오는 신규 간호사를 제가 담당해 교육하게 되거든요. 제가 입사했을 때도 저의 프리셉터 선생님께 큰 도움을 받았어요. 일도 배우고, 격려도 받았죠. 저도 꼭 좋은 선배가 되겠다고 다짐했습니다. 이제 그 시기가 되어 프리셉터를 하게 되니 많은 생각이 들어요. 어떻게 하면 좋은 선배가 될지, 더 잘 알려줄 방법은 뭘지, 독립해서도 혼자 일할 수 있도록 할 수 있을지, 고민이 한 두 가지가 아니죠. 저를 도와주셨던 선배들처럼 저도 열심히 해보려고 합니다.

장기 목표는 간호사로서의 직업뿐만 아니라 제 삶도 잘 유지하는 거예요. 간호사는 몸도 마음도 지치는 직업이에요. 간호사 일이 매우 힘들어서 그만두고 싶은 순간도 많지만 아직은 제 직업이 좋아요. 고된 만큼 보람있기 때문이죠. 일과 생활의 균형을 잘 맞춰야, 일의 능률도 높이면서 삶에도 만족할 수 있어요. 이건 어느 직업군이나 중요한 점이라고 생각해요.

간호사를 꿈꾸는 친구들에게 한 마디 부탁드려요.

여러분은 큰 가능성을 가지고 있어요. 이미 이 책을 읽고 있잖아요! 간호사를 꿈꾼다면 간접적으로나 직접적으로 간호사가 어떤 일을 하는지 경험해 보시길 바라요. 그 경험은 흔들리는 순간에 마음을 잡을 수 있도록 해 줄 거에요. 그리고 첫 꿈이 간호사라고 해서 반드시 간호사가 될 필요는 없어요. 여러분의 가치관을 실현할 수 있는 꿈이라면 언제든 두 팔 벌려 그 꿈을 안아주세요. 항상 여러분을 응원할게요!

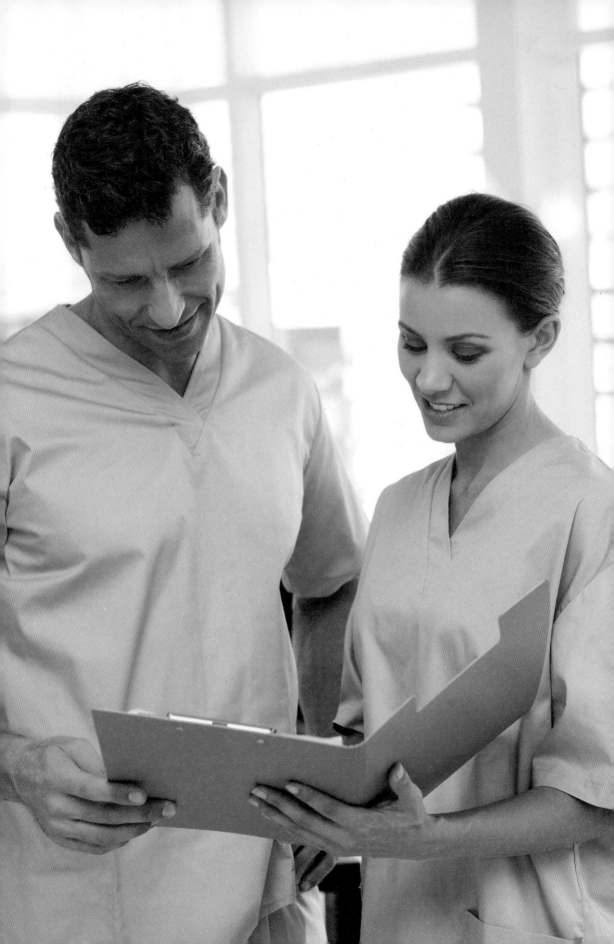

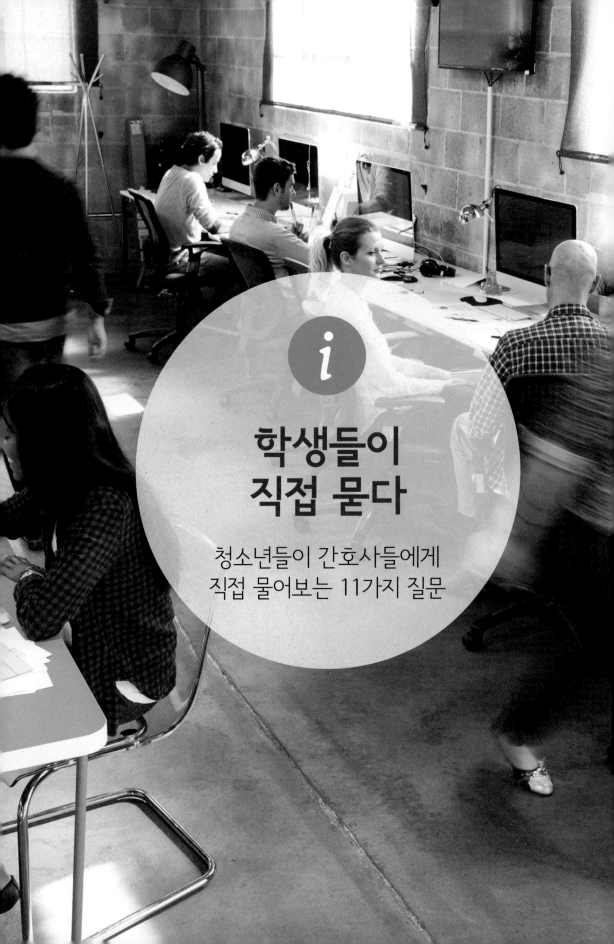

학생들이
직접 묻다

청소년들이 간호사들에게
직접 물어보는 11가지 질문

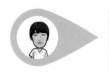

간호사 업무 때문에 생긴 습관이 있나요?

손을 수시로 씻고, 몸에 해가 될 수 있는 물건을 재사용하는 더 예민한 건 더 말고도 모든 간호사들이 갖고 있는 직업병인 것 같아요. 그리고 가족이나 주변 사람들이 아프다는 말을 할 땐 대수롭지 않게 여길 때가 종종 있습니다. 늘 크게 아프거나 말기암 단계의 환자를 대해서 그런지, 일상에서 조금 아픈 건 큰 일이 아니라는 생각이 저도 모르게 드나봅니다. 무감각해지는 건 좋지 않은 것 같아 걱정이에요.

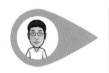

상급종합병원에서 근무하기 위한 과정이 궁금해요.

상급종합병원 입사는 대기업 입사와 비슷한 경쟁률이라고 보면 됩니다. 병원에서는 간호학과 졸업 예정자에 한해 공고를 냅니다. 이때 병원마다 각기 다른 자격 제한이 있고요. 기본은 대학 성적과 외국어 실력이 중요해요. 그래서 대학 생활 학점 관리가 무척 중요하답니다. 잘 알려진 큰 병원들은 학점 제한이 있거나 교수 추천이 필요해서 지원하기가 마냥 쉽다고 볼 순 없습니다. 개인적으로 지원한 후 서류 전형을 통과하면 면접에서 해당 병원에 대해 얼마나 알고 있는지, 애정이 있는지 등을 보죠. 이 과정을 거쳐 병원에 발령받은 후, 부서 지원이 이루어집니다. 1지망, 2지망 등 희망하는 부서 지원을 받지만 사실상 자리가 나는 부서로 발령받는 경우가 많지요. 본인이 원하는 부서로 못 가는 경우도 많고요. 간호사로서는 가장 안타까운 부분입니다. 하지만 입사 후 병원과 부서를 옮길 기회는 열려 있으니 너무 걱정하지 마세요.

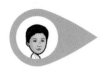

학점 관리는 중요한가요?

고등학교 성적 관리가 진학하는 대학의 수준을 결정하듯, 대학 학점 관리는 입사할 수 있는 병원의 규모가 달라질 수 있는 중요한 자산입니다. 입사하고자 하는 병원의 규모가 작다고 해서 공부를 소홀히 해도 된다는 말은 아니지만요. 예를 들어, 대학병원급 이상의 병원은 '평균 학점 3.5점 이상'이라는 지원 자격을 제시해요. 기준 학점에 못 미치면 희망 병원 지원 자격조차 얻지 못할 수 있습니다.

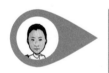

학생들에게 건강관리 팁을 주신다면!

건강한 삶을 위해서는 기본 욕구가 잘 채워질 수 있도록 여유를 가져야 합니다. 잘 먹고, 잘 자고, 잘 운동해야 해요. 저도 그렇고 많은 직장인이 일하면서 가장 하기 힘든 게 저 세 가지이거든요. 공부하느라 바쁜 학생들도 마찬가지일 테고요! 잘 먹는다는 건 세 끼를 건강하게 먹는 거예요. 인스턴트 음식을 많이 먹기보다는 건강한 식단을 챙겨야 해요. 운동도 아주 특별한 운동만 운동이 아니랍니다. 동네를 가볍게 산책하는 것도 운동이 될 수 있지요. 가장 중요한 건 잘 자는 거예요. 잠을 못 자면 삶의 리듬이 와장창 깨지고 말거든요.

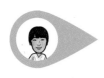

수간호사가 되려면 얼마나 걸리나요?

병원에따라 다르긴하지만 대학병원이나 상급병원의 경우는 학사, 석사 과정을 거치는 경우가 많아요. 그래서 수간호사를 40대 초반부터 시작하시는 경우가 많습니다. 전문병원이나 2차 병원의 경우에는 30대 초반이나 중반부터 시작하는 경우도 있습니다. 저도 33살에 수간호사를 시작했는데, 조금 빠른 편이었습니다.

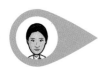

간호사의 연봉은 만족할만한 편인가요?

병원의 규모나 연봉 체계에 따라 월급의 차이가 있겠지만, 기본적으로 3교대 근무에 나이트 근무 수당이 붙다 보니 사회초년생 기준으로 주변 친구들보다는 연봉이 높아요. 연차가 쌓이고 직책이 높아질수록 경제적으로 더 여유가 생겨서 돈을 모으기도 쉬운 것 같아요. 이 밖에도 병원에서 일하는 의료진이라면 복지 체계상 혜택이 큽니다. 본인 진료비는 무료이고, 가족은 30%, 지인은 10% 할인을 해 줘요. 입원비도 좀 더 저렴하고요.

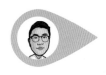

전문간호사의 연봉과 근무시간이 궁금해요.

뉴욕주 전문간호사의 경우 연봉이 평균적으로 약 10만불정도를 받는답니다. 근무시간은 대게 일주일에 40시간으로 하루 8시간 정도 근무하지만 퇴근해서도 환자의 차트와 검사결과를 지속적으로 확인할 때도 있습니다. 연봉은 전문간호사가 일하는 병원 환경, 지역 경력 등에 따라 약간씩 상의하겠지만 한국 돈으로 하면 1년에 1억이 조금 넘는 연봉을 받을 수 있습니다. 높은 연봉이라고 생각할 수 있지만 그에 따른 책임감과 의무가 동시에 따라 오기 때문에 그렇게 높은 연봉이라고 볼 수 없습니다. 전문간호사가 되기 위해서는 4년제 간호학 학위를 딴 뒤 몇년간 간호사로서 일하고 2년에서 4년간의 석사(MSN) 혹은 박사(DNP)공부를 마쳐야 합니다. 간호사로 일하면서 파트타임으로 전문간호사 석사 혹은 박사과정에서 공부할 수 있는 방법도 있습니다.

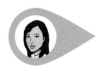

공무원과 병원 간호사의 연봉을 비교해보면 어떤지 궁금해요.

간호직 공무원인 저의 임금은 현재 10년 경력으로 10호봉 입니다. 병원에서 일하고 있는 동기와 비교하면, 1,500~2,000만 원 정도로 대학병원 연봉이 더 높습니다. 3차 대학병원 기준으로요.

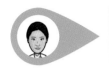

간호사는 '태움'을 당하는 경우도 있다고 들었어요

간호사 일은 연차를 기준으로 시스템이 돌아가기 때문에 위아래 구분이 확실하죠. '태움'은 선배 간호사가 신임 간호사에게 교육을 명목으로 가하는 정신적·육체적 괴롭힘이에요. '영혼이 재가 될 때까지 태운다'는 뜻이죠. 이 태움을 당해보지 않은 간호사는 거의 없지 않을까요? 신체적 폭력보다는 주로 언어로 일어납니다. 저는 다행히 많이 혼난 편은 아니었어요. 하지만 친구들의 이야기를 들어보면 종종 심한 경우가 있습니다 "너희 엄마 입원이라도 해봐. 저 환자한테 네가 한 것처럼 똑같이 해 줄 거야"라고 한다거나 "이 소변 너한테 부어버리고 싶다"라고 했다고 해요. 어떤 경우는 나이트 근무를 하는 액팅 간호사가 차지 간호사의 택시를 잡아줘야 한다던가, 선배 간호사들의 커피 취향을 외워야 하기도 한다더라고요. 물론 후배 간호사가 실수해서 혼나야 한다면 혼내는 것이 맞다고 생각해요. 하지만 간호사들이 의사, 보호사, 환자에게 치이는데, 서로서로 격려해주면 더 좋을 터라는 생각이 들어 안타깝습니다.

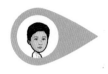

교대근무를 하면서 일과 육아를 병행하긴 힘들 것 같은데, 장단점은 무엇인가요?

상근 근무자는 일과가 규칙적인 게 장점이지만 평일엔 쉬기 힘들죠. 3교대 근무는 불규칙한 근무 환경과 야간 근무가 단점으로 여겨질 수 있지만, 평일에 쉴 수 있으니 더욱 여유 있는 여가 활동을 즐길 수 있어요. 하지만 불규칙한 근무환경은 '육아'라는 큰 타이틀 앞에서 큰 단점이 되어버립니다. 오전 근무엔 아이들이 일어나기도 전에 병원에 출근해야 해요. 오후 근무를 하게 되면 아이들과 함께 아침을 맞이할 수는 있지만, 도란도란 저녁 식사를 할 수 있는 기회를 뺏기게 되죠. 일이 고되기로 유명한 응급실에서 근무하고 귀가하면, 녹초가 된 몸으로 아이들 육아를 해야 하니 몸과 마음이 지치기도 합니다.

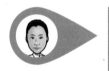

간호사 근무 환경이나 관련 제도에 바라는 변화가 있나요?

한 명의 간호사가 담당하는 환자 수가, 미국은 5.4명, 일본은 7명이에요. 우리나라는 25명에서 많게는 40명이나 됩니다. 제가 근무하는 병원은 한 간호사가 담당하는 환자 수가 10~12명으로, 다른 병원과 비교하면 적은 편이지만 그래도 환자에게 질 높은 간호를 제공하긴 매우 어려워요. 업무 환경은 변하지 않는데, 사회는 간호사에게 더 나은 간호를 제공하길 요구합니다. 그러면서 업무 환경은 더 힘들고 어려워지고, 간호사는 더 예민해지지요. 최근에는 간호 학생 수를 많이 늘렸습니다. 하지만 그 수많은 간호 학생들도 열악한 근무 환경에 뛰어들어야 하는데, 그들은 얼마나 버틸 수 있을까요? 저를 비롯한 많은 현직 간호사들이 우리와 후배들이 더 나은 환경에서 일할 수 있는 날이 오기를 간절히 바라고 있습니다.

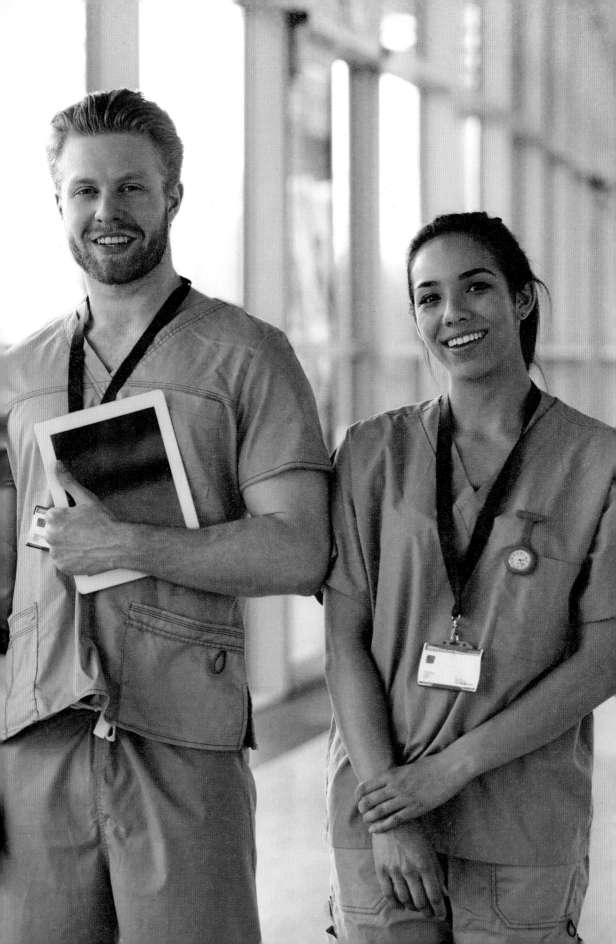

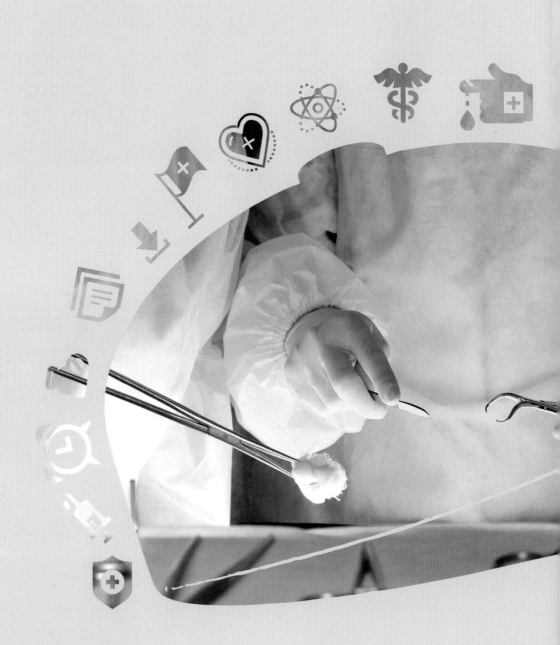

예비 간호사
아카데미

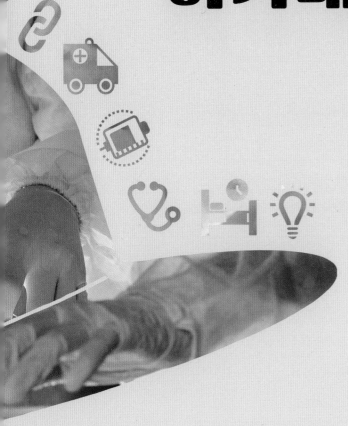

간호학과가 있는 학교

지역	대학명	학과명	대학병원
서울	가톨릭대학교(성의교정)	간호학과	O
	경희대학교(본교-서울캠퍼스)	간호학과	O
	고려대학교(안암캠퍼스)	간호학과	O
	삼육대학교(본교)	간호학과	
	삼육보건대학교	간호학과	
	서울대학교	간호학과	O
	성신여자대학교	간호학과	
	연세대학교(신촌캠퍼스)	간호학과	O
	KC대학교	간호학과	
	이화여자대학교	간호학과	O
	중앙대학교(서울캠퍼스)	간호학과	O
	한국방송통신대학교	간호학과	
	한국성서대학교(본교)	간호학과	
	한양대학교(서울캠퍼스)	간호학과	O
	중앙대학교 적십자간호대학	간호학과	O
	서울여자간호대학교	간호학과	
	서일대학교	간호학과	

부산광역시	경남정보대학교	간호학과	
	경성대학교	간호학과	
	대동대학교	간호학과	
	고신대학교	간호학과	O
	신라대학교	간호학과	
	인제대학교	간호학과	O
	부산여자대학교	간호학과	
	부경대학교	간호학과	
	부산가톨릭대학교	간호학과	
	부산과학기술대학교	간호학과	
	동명대학교	간호학과	
	동서대학교	간호학과	
	동아대학교	간호학과	O
	동의과학대학교	간호학과	
	동의대학교	간호학과	
	동주대학교	간호학과	
	신라대학교(본교)	간호학과	
	인제대학교(제2캠퍼스)	간호학과	O

지역	대학교	학과	비고
인천광역시	가천대학교(메디컬 캠퍼스)	간호학과	O
	경인여자대학교	간호학과	
	인천재능대학교	간호학과	
	인천가톨릭대학교(송도국제도시캠퍼스)	간호학과	O
	인하대학교	간호학과	O
대전광역시	건양대학교(관저캠퍼스)	간호학과	O
	대전대학교(본교)	간호학과	
	대전보건대학교	간호학과	
	배제대학교(본교)	간호학과	
	우송대학교(본교)	간호학과	
	을지대학교(대전캠퍼스)	간호학과	O
	충남대학교(본교)	간호학과	O
대구광역시	경북대학교	간호학과	O
	계명대학교	간호학과	O
	계명문화대학교	간호학과	
	대구가톨릭대학교	간호학과	
	대구대학교	간호학과	
	대구보건대학교	간호학과	
	대구한의대학교	간호학과	O
	수성대학교	간호학과	
	영진전문대학교	간호학과	
	영남아공대학교	간호학과	

울산광역시	울산과학대학교	간호학과	
	춘해대학교	간호학과	
	울산대학교(본교)	간호학과	O
광주광역시	광주대학교	간호학과	
	광주보건대학교	간호학과	
	남부대학교	간호학과	
	송원대학교	간호학과	
	광주여자대학교	간호학과	
	기독간호대학교	간호학과	O
	서영대학교	간호학과	
	전남대학교	간호학과	O
	조선대학교	간호학과	O
	호남대학교	간호학과	
경기도	가천대학교(글로벌캠퍼스)	간호학과	O
	대진대학교	간호학과	
	수원대학교	간호학과	
	경복대학교	간호학과	
	동남보건대학교	간호학과	
	두원공과대학교	간호학과	
	부천대학교	간호학과	
	경민대학교	간호학과	
	서정대학교	간호학과	

경기도	수원과학대학교	간호학과	
	수원여자대학교	간호학과	
	아주대학교(본교)	간호학과	O
	안산대학교	간호학과	
	을지대학교(성남캠퍼스)	간호학과	O
	차의과학대학교(포천캠퍼스)	간호학과	O
	신경대학교	간호학과	
	여주대학교	간호학과	
	용인송담대학교	간호학과	
	차의과학대학교(포천캠퍼스)	간호학과(특별과정)	O
	평택대학교(본교)	간호학과	
	한복대학교(본교)	간호학과	
	한세대학교	간호학과	
강원도	가톨릭관동대학교(본교)	간호학과	
	강릉영동대학교	간호학과	
	강릉원주대학교	간호학과	
	강원대학교(본교)	간호학과	
	강원대학교(도계캠퍼스)	간호학과	
	경동대학교	간호학과	
	상지대학교(본교)	간호학과	
	강원관광대학교	간호학과	
	연세대학교(원주캠퍼스)	간호학과	O

강원도	한림대학교(본교)	간호학과	O
	한림성심대학교	간호학과	
	한중대학교	간호학과	
	경동대학교	간호학과	
	송곡대학교	간호학과	
	세경대학교	간호학과	
	송호대학교	간호학과	
	상지대학교	간호학과	
대전광역시	건양대학교	간호학과	O
	국군간호사관학교	간호학과	
	대전과학기술대학교	간호학과	
	대전대학교	간호학과	
	대전보건대학교	간호학과	
	배재대학교	간호학과	
	우송대학교	간호학과	
	우송정보대학교	간호학과	
	을지대학교(대전캠퍼스)	간호학과	O
	한남대학교	간호학과	
	충남대학교	간호학과	O
충청북도	건국대학교(글로벌캠퍼스)	간호학과	O
	극동대학교	간호학과	
	꽃동네대학교	간호학과	

지역	대학교	학과	
충청북도	세명대학교	간호학과	
	강동대학교	간호학과	
	아주대원대학교	간호학과	
	유원대학교	간호학과	
	중원대학교	간호학과	
	청주대학교	간호학과	
	충북대학교	간호학과	O
	충북보건대학교	간호학과	
	충청대학교	간호학과	
	한국교통대학교	간호학과(특별과정)	
충청남도	공주대학교	간호학과	
	나사렛대학교	간호학과	
	남서울대학교	간호학과	
	단국대학교(천안캠퍼스)	간호학과	O
	백석대학교(본교)	간호학과	
	상명대학교(천안캠퍼스)	간호학과	
	신문대학교	간호학과	
	순천향대학교(본교)	간호학과	O
	중부대학교	간호학과	
	청운대학교	간호학과	
	혜전대학교	간호학과	
	백석문화대학교	간호학과	

	신성대학교	간호학과	
	한서대학교	간호학과	
	호서대학교	간호학과	
전라북도	군산간호대학교	간호학과	
	군산대학교	간호학과	
	서남대학교	간호학과	
	군장대학교	간호학과	
	예수대학교	간호학과	
	우석대학교	간호학과	
	원광대학교	간호학과	O
	전북대학교	간호학과	O
	전북과학대학교	간호학과	
	전주대학교	간호학과	
	전주비전대학교	간호학과	
	원광보건대학교	간호학과	
	한일장신대학교	간호학과	
	호원대학교	간호학과	
전라남도	통신대학교(본교)	간호학과	O
	목포가톨릭대학교	간호학과	
	광영보건대학교	간호학과	
	동신대학교	간호학과	O
	목포과학대학교	간호학과	

전라남도	목포가톨릭대학교	간호학과	
	목포대학교	간호학과	
	세한대학교	간호학과	
	순천대학교	간호학과	
	순천제일대학교	간호학과	
	전남과학대학교	간호학과	
경상북도	경운대학교(경북캠퍼스)	간호학과	
	경일대학교	간호학과	
	경주대학교	간호학과	
	경북과학대학교	간호학과(특별과정)	
	경북보건대학교	간호학과	
	경북전문대학교	간호학과	
	선린대학교	간호학과	
	서라벌대학교	간호학과	
	안동과학대학교	간호학과	
	포항대학교	간호학과	
	호산대학교(경북캠퍼스)	간호학과	
	대경대학교	간호학과	
	김천대학교	간호학과	
	가톨릭상지대학교	간호학과	O
	위덕대학교	간호학과	
	영남외국어대학교	간호학과	

	동국대학교(경주캠퍼스)	간호학과	O
	동양대학교	간호학과	
	문경대학교	간호학과	
전라북도	가야대학교	간호학과	
	경남과학기술대학교	간호학과	
	진주보건대학교	간호학과	
	경상대학교	간호학과	O
	마산대학교	간호학과	
	부산대학교	간호학과	O
	거제대학교	간호학과	
	경남도립거창대학	간호학과	
	영산대학교	간호학과	
	창신대학교	간호학과	
	창원대학교	간호학과	
	한국국제대학교	간호학과	
제주특별자치도	제주대학교(본교)	간호학과	
	제주한라대학교	간호학과	

*출처: 대한간호협회 http://www.koreanurse.or.kr

간호사의 진출 분야

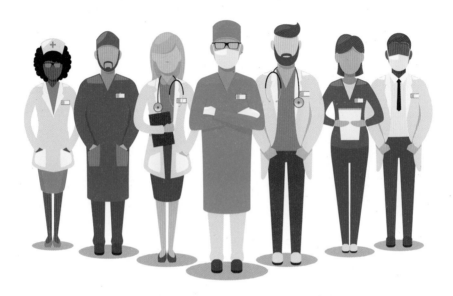

간호사의 진출 분야

간호사는 병원 간호사뿐만 아니라 다양한 분야로 진출해서 전문 능력을 발휘할 수 있다. 교육 연구 분야, 경영 분야에서도 보건 의료, 간호 지식과 해당 분야의 실무 경험을 활용할 수 있다. 해외 진출도 가능하다.

<국내 진출>

• 병원 간호사

병원간호사는 상급종합병원, 종합병원, 병·의원, 요양병원, 전문병원 등의 의료기관에서 근무한다. 분야별로는 일반병동, 외래, 수술실, 투석실, 중환자실, 신경외과, 응급실, 조혈모세포

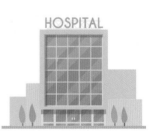

이식, 신생아실, 당뇨병교육, 여성건강, 상처/장루/실금, 감염관리, 한방 등이 있다. 대학원 과정에 개설된 교육과정을 이수한 후 보건복지부가 시행하는 전문간호사 자격시험에 합격하면 임상전문간호사, 중환자전문간호사, 종양전문간호사, 감염관리전문간호사, 아동전문간호사 등이 될 수 있다.

• 보건직 공무원

보건직 공무원은 농어촌지역에 설치된 보건진료소에서 근무하며 지역주민의 질병예방과 건강증진을 위한 일차진료서비스(상담, 진찰, 투약, 처치, 환자후송 등) 등을 제공한다. 간호사 또는 조산사 면허를 취득한 후 지방자치단체별로 시행하는 보건진료직렬 공무원 임용시험에 합격해야 한다. 보건복지부 장관이 하는 24주 이상의 직무교육을 받은 후 근무지역을 지정받아 진료 및 보건의료 행위를 실시한다.

• 보험심사간호사

보험심사간호사는 의료기관, 보험 관련 공공기관 및 일반 보험사 등에서 건강보험, 의료급여, 산재보험, 자동차보험 등 보험과 관련하여 발생하는 진료비의 적정성 심사, 보건의료 관계기관의 적정성 평가에 대한 요양기관 내 대처, 의료의 질 향상을 위한 임상질지표 개발 및 분석, 의료법 및 관련 고시와 지침의 관리 및 해당 기관 의료인 및 관리자를 대상으로 교육과 정보제공 등의 업무를 담당한다.

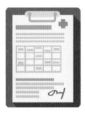

• 간호장교

간호장교는 군 장병들을 대상으로 체계적이고 과학적인 간호를 통해 이들을 질병으로부터 보호하고, 신체적, 정신사회적, 영적으로 최적의 건강상태를 유지, 증진하는 책임과 임무를 수행한다. 간호장교가 되는 방법으로 일반 4년제 간호대학을 졸업하고 간호사 면허증을 취득한 뒤 간호장교로 임관하는 경우, 국군간호사관학교를 졸업하고 간호장교로 임관하는 방법이 있다. 성별과 관계없이 간호장교에 지원할 수 있다.

• 조산사

조산사는 임산부의 정상분만을 돕고, 산후관리와 신생아 관리를 돕는다. 임산부와 그 가족을 대상으로 가족계획 등 여성건강관리에 대해 교육한다. 간호사면허를 취득한 후, 보건복지부 장관이 인정하는 의료기관에서 1년간 조산 수습과정을 마치고, 조산사 국가시험에 합격하면 면허를 받을 수 있다. 조산원을 개업해 운영할 수 있다.

• 방문간호사

방문간호사는 방문간호지시서에 따라 수급자의 가정 등을 방문하여 간호, 진료의 보조, 요양에 관한 상담 또는 구강위생 등을 제공한다. 재가장기요양기관에서 방문간호를 제공하는 경우 간호사가 방문간호의 관리책임자가 된다. 2년 이상 간호업무 경력이 있는 간호사는 방문간호의 재가급여 업무를 하는 장기요양 요원을 담당할 수 있다.

• 공공기관

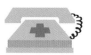

한국보건산업진흥원, 한국보건사회연구원, 국민건강보험공단, 건강보험심사평가원 등 공공기관에서 간호사 연구원 등으로 근무한다.

<교육 연구 분야>

• 간호(학)과 교수

대학원에 진학하여 석, 박사 학위 과정을 마치고 국내·외 대학의 간호(학)과에서 간호학문 연구 및 후학을 양성한다.

• 보건교사

보건교사는 초·중·고등학교 보건실에서 근무하며 보건교육, 학생 및 교직원 건강관리, 학교 보건사업계획 수립 등의 업무를 담당한다. 간호대학에서 소정의 교직학점(20학점)을 이수한 후 간호사 면허를 취득한 사람에게 보건교사 자격증이 주어진다. 국공립학교에 임용되려면 교원 임용고시를 통과해야 한다.

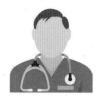

- 전문계 고교 교사

전문계 고교에서 간호에 대한 태도를 올바르게 습득할 수 있도록 기초인력 양성을 담당한다. 교육기관에 따라, 보건교사 자격증 또는 교련교사 자격증을 요구하기도 한다.

- 연구원

국내외의 민관 연구기관 및 의료기관 등에서 국민건강 및 보건의료 전반에 걸친 연구를 수행하는 연구원으로 근무할 수 있다.

<경영 분야>

- 노인 요양시설장

노인복지법에 의해 간호사 면허를 소지한 자이면 별도의 자격요건 없이 노인요양시설 및 노인요양공동생활가정을 개설하여 운영할 수 있다. 치매·중풍 등 노인성질환 등으로 도움이 필요로 하는 노인을 입소시켜 급식·요양과 그 밖에 일상생활에 필요한 편의를 제공한다. 노인장기요양법상의 장기요양 지정기관 또는 너싱홈(요양원) 등의 사설기관으로 운영할 수 있다.

- 재가 장기요양시설장

노인장기요양법에 의한 방문간호, 방문 요양, 방문 목욕, 복지용구 대여, 주·야간 보호센터 등의 재가 장기요양 기관을 개설하여 운영할 수 있으며 노인장기요양보험 재가 대상자에게 각종 서비스를 제공한다.

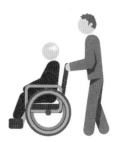

- 사회복귀시설장

정신보건법에 의한 사회복귀시설을 개설하여 운영할 수 있다. 정신질환자에게 필요한 기간 생활하면서 재활에 필요한 상담·훈련 등의 서비스를 제공하여 사회복귀를 준비할 수 있도록 한다.

• 보육시설장

영유아보육법에 의하여 간호사 업무경력 7년 이상이면 보육시설의 장으로 개설할 수 있으며, 아동간호업무 경력 5년 이상이면 영유아 전담 보육시설의 장이 될 수 있다. 보육시설을 총괄하고 보육교사와 그 밖의 종사자를 지도 · 감독하며 영유아를 보육한다.

<해외 진출>

• 미국 간호사

미국 노동통계국 자료에 의하면 간호사는 미래 유망직업 20개 중 하나이다. 일자리가 많고 연봉 수준이 높은 것으로 나타났으며 근로조건과 복지 수준도 한국에 비해 높다. 취업 요건으로는 3 · 4년제 간호대학 졸업자로서 미국 NCLEX-RN 면허를 소지해야 하며 간호 실무 경력 및 높은 영어 구사 능력이 필요하다.

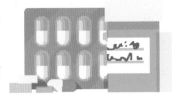

• 캐나다 간호사

캐나다의 노령인구가 증가하면서 간호 인력의 수요가 증가하는 추세이지만 간호사 부족 문제가 심화하는 상황이다. 4년제 간호대학 졸업자(학사학위 이상)로 캐나다 CRNE-RN 면허를 소지해야 하며 간호 실무 경력 및 일정 수준의 영어점수가 필요하다. 간호사는 고급인력으로 인정받고 있다.

• 호주 간호사

호주의 의료기관은 대부분이 국공립이므로 간호사의 임금 및 처우 수준이 균등한 것이 특징이다. 호주에서 간호사로 취업을 하기 위해서는 현지 간호대학에서 Pre-Registration Course를 마치고 간호사면허를 취득해야 하므로 비교적 절차가 까다롭다. 취업하기 위해 일정 수준의 영어점수가 필요하다.

• 영국 간호사

영국에서 간호사로 활동하려면 3, 4년제 간호대학 졸업자로 최소 3년 이상의 임상 실무경력이 있고 영어 구사 능력이 뛰어난 사람이어야 한다. 미국, 캐나다와는 달리 간호사 면허를 취득하기 위한 별도의 시험이 없기 때문에 병원에서 일정 기간의 Adaption Course(적응과정)를 마치면 정식간호사가 될 수 있다. 일정 수준 이상의 영어점수를 취득하여야 취업할 수 있다.

• 사우디아라비아 간호사

사우디아라비아는 전 국민에게 의료 혜택을 주는 선진 의료시스템을 갖추고 있지만, 이슬람국가로 자국 여성의 취업을 제한하고 있기 때문에 여성 의존도가 높은 간호사의 인력이 매우 부족한 편이다. 전문대졸 이상 간호학과 전공자로 간호사 면허 소지자는 누구나 가능하며 임상 경력과 영어 실력을 필요로 한다.

• 노르웨이 간호사

노르웨이는 최고의 사회보장제도를 보유하고 있는 나라이다. 노령인구가 증가함에 따라 의료 인력의 수요도 더욱 늘어나는 추세며 지방정부 및 시 단위의 의료인력 부족 현상이 심각하다. 전문대졸 이상 간호학과 졸업자로 한국 간호사 면허를 소지한 자에 한해 취업이 가능하다. 실무 경력과 기본 영어 회화 및 노르웨이어 실력이 필요하다.

*출처: 대한간호협회 http://www.koreanurse.or.kr

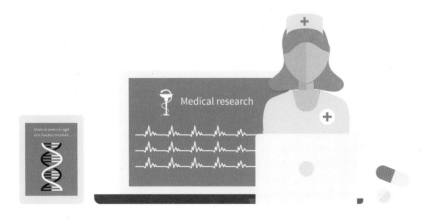

간호사와 관련된 드라마, 영화 및 다큐멘터리

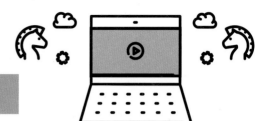

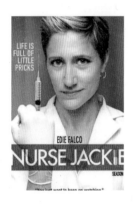

너스재키

미국 드라마, 블랙코미디
시즌 1~7(2009~2015년 방영, 완결)

응급실 베테랑 간호사인 주인공 Jackie의 약물중독과 사생활에 관련된 이야기를 담았다. 간호사를 소재로 한 미국 드라마 중 가장 오래 방영됐다.

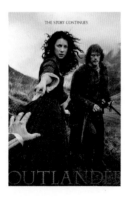

아웃랜더

미국 드라마, 판타지
시즌 1~2(2014~2016년 방영), 시즌 3~4 방송 예정

제2차 세계대전 당시 평범한 간호사가 알 수 없는 힘으로 18세기 스코틀랜드 중세시대로 타임슬립 하면서 겪는 이야기이다.

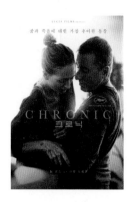

크로닉

미셸 프랑코 감독, 94분

죽음을 앞둔 환자들을 돌보는 호스피스 간호사, 데이비드. 그는 자신의 환자들에게 헌신하며, 다른 간호사들과 달리 환자들의 삶에 아주 깊숙이 개입한다. 데이비드의 태도가 과하다고 생각한 환자들의 가족들은 오해로 그를 환자 학대로 고소한다. 직장을 데이비드는 지인의 소개로 새로운 환자를 간호하게 된다.

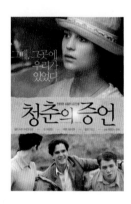

청춘의 증언(2014)

제임스 켄트 감독, 129분

작가를 꿈꾸는 베라는 아버지의 반대를 극복하고 꿈에 그리던 옥스퍼드 입학 허가를 받는다. 그러던 어느 날, 전쟁이 일어나 베라의 동생 에드워드, 베라를 짝사랑하는 빅터 그리고 연인 롤랜드는 전쟁터로 향한다. 베라는 옥스퍼드를 포기하고 간호사로 자원한다. 그리고 그곳에서 젊은 청춘들의 죽음을 목격하며 전쟁의 실상을 마주한다.

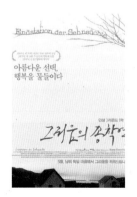

그리움의 종착역(2010)

조성형 감독, 99분

196년대, 세계에서 가장 가난한 나라 중 하나였던 한국은 1966년부터 1976년까지 만 명의 간호사와 팔천 명의 광부를 독일에 파견한다. 그중 많은 사람이 독일에 정착했다. 독일 첫 이민 세대 중 몇몇은 고향을 그리워하며 독일인 남편과 대한민국에 돌아왔다. 그러나 두 고향은 불협화음을 일으킨다.

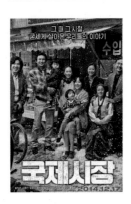

국제시장

윤제균 감독, 126분

1950년대 한국전쟁 이후의 60~90대의 삶과, 한국의 외화벌이로 독일(서독)으로 파견간 파독 간호사의 이야기를 다룬다. 파독 간호사에 대해 모든 국민이 깊이 새겨 볼 수 있는 계기가 된 영화이다.

*간호사 관련 정보를 살펴볼 수 있는 웹사이트

- 대한간호협회 www.koreanurse.or.kr
- 병원간호사회 www.khna.or.kr
- 보건간호사회 www.kphn.org
- 보건진료소장회 www.chpa.or.kr
- 보건교사회 www.koreanhta.org
- 산업간호사회 www.kaohn.or.kr
- 보건심사간호사회 www.casemanager.or.kr
- 가정간호사회 www.hcna.or.kr
- 정신간호사회 wwww.kpmhna.or.kr
- 노인간호사회 wwww.kgna.kr
- 국군간호사관학교 www.afna.ac.kr
- 대한조산협회 www.midwife.or.kr

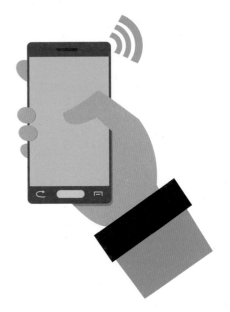